STARK

INTERPRETATIONEN ENGLISCH

EDWARD ALBEE

Who's Afraid of Virginia Woolf?

Interpretiert von
Rita-Katharina Bäsig

STARK

Bildnachweis
S. 5: © Getty Images
S. 16: Bernd Lorenz, Stuttgart
S. 28: © Library of Congress
S. 38: © bpk Berlin, 2002
S. 39: © Man Ray Trust, Paris / VG-Bildkunst 2011
S. 46: © Cinetext Bildarchiv
S. 79: © Cinetext Bildarchiv

ISBN 978-3-89449-593-0

www.stark-verlag.de
1. Auflage 2003

Inhalt

Vorwort

Einführung 1

Biografie und Entstehungsgeschichte 5

Inhaltsangabe 11

Textanalyse und Interpretation 25

1 Struktur 25
2 Konstellation und Charakterisierung der Personen 27
3 Zeit und Ort der Handlung 37
4 Die wichtigsten Motive und Symbole 39
5 Elemente des absurden Theaters 45
6 Sprache 48
7 Analyse ausgewählter Szenen 53

Rezeptionsgeschichte 77

Literaturhinweise
Anmerkungen

Autorin: Rita-Katharina Bäsig

Vorwort

Liebe Schülerinnen, liebe Schüler,

der vorliegende Band unterstützt Sie dabei, die wichtigsten inhaltlichen und stilistischen Motive von Edward Albees Drama *Who's Afraid of Virginia Woolf?* zu verstehen.

Zunächst skizziert das Kapitel **Biografie und Entstehungsgeschichte** Leben und Werk des Autors sowie die Hintergründe der Entstehung des Dramas.

Die detaillierte **Inhaltsangabe** beschreibt Akt für Akt den Handlungsverlauf und ermöglicht so eine erste inhaltliche Orientierung.

Der Abschnitt **Textanalyse und Interpretation** befasst sich mit der **Struktur** des Textes, charakterisiert die **Personen** und ihre Bezüge zueinander und analysiert **Zeit und Ort der Handlung**. Außerdem zeigt er die wichtigsten **Motive und Symbole** auf, verweist auf die verschiedenen **Elemente des absurden Theaters** und untersucht Albees ganz spezifische **Sprache**. Eine **Analyse ausgewählter Szenen** rundet diesen Teil ab. Den Abschluss des Buches bildet ein Kapitel mit Zusatzinformationen zur durchaus bewegten **Rezeptionsgeschichte** des Stücks.

Ich wünsche Ihnen viel Freude bei der Begegnung mit Albees Drama.

Rita-Katharina Bäsig

Einführung

Mit der Aufführung seines ersten abendfüllenden Stücks am Broadway *Who's Afraid of Virginia Woolf?* am 13. Oktober 1962 im *Billy Rose Theatre* gab Edward Albee nicht nur dem amerikanischen Theater eine neue Richtung, sondern erregte weltweites Aufsehen und löste zahlreiche kontroverse Diskussionen aus. Die Entwicklung eines eigenständigen amerikanischen Theaters setzte bereits in den 20er-Jahren des 20. Jahrhunderts mit Eugene O'Neill ein. Er war der Erste, der mit den europäischen Theatergrößen konkurrieren konnte. In seinen Dramen verband er Sozialkritik mit den psychoanalytischen Theorien Freuds und sprengte damit die engen Grenzen des bisher vorherrschenden Naturalismus. Neben O'Neill sind zwei weitere Namen zu nennen, die das neue amerikanische Drama prägten, Tennessee Williams und Arthur Miller, deren große Zeit unmittelbar nach dem Zweiten Weltkrieg begann. Diese Autorengeneration beherrschte die Theaterszene bis in die 60er-Jahre, aber hier wurde bereits der Ruf nach Erneuerung laut und junge Autoren versuchten, neue Wege zu gehen.

Der herausragende Autor der neuen Generation war Edward Albee. Sein Stück *Who's Afraid of Virginia Woolf?* fällt in die Zeit des Übergangs der amerikanischen Gesellschaft von den selbstgefälligen Jahren der Eisenhower-Ära hin zu den Turbulenzen der 1960er-Jahre. Albees Dramen führen hinter die Kulissen der scheinbar so glatten Fassade der amerikanischen Gesellschaft; in *Who's Afraid of Virginia Woolf?* ist es das Milieu eines renommierten Colleges in Neuengland. Am Beispiel zweier Paare führt er schonungslos vor, welcher psychische Abgrund sich hier vor dem Beobachter auftun kann. Dies zu zeigen gelingt Albee unter anderem auch durch die Verwendung einer Sprache, die mit ihrer Direktheit den Nerv der neuen Zeit traf. Gerade auch wegen dieser – oft als schmutzig angesehenen – Sprache wurde das Drama sehr kontrovers aufgenommen.

Heute kann man dennoch – nicht zuletzt aufgrund von Albees eigenen Aussagen – eine weitgehend geschlossene Interpretation anbieten. 1985 sagte Edward Albee in einem Interview: "One of the things that art does is to not let people sleep their way through their lives."[1] Diese Aussage zeigt, dass es ihm um einen sehr grundsätzlichen und zeitlosen Ansatz für seine Kunst geht. In diesen wenigen Worten bringt Albee seine Überzeugung zum Ausdruck, den Menschen mit seinen Werken eine andere, bewusstere Lebenseinstellung vermitteln zu können. Geprägt von der Philosophie der Existenzialisten glaubt er nicht an ein Leben nach dem Tod, auf das es hinzuarbeiten gilt, sondern, dass wir nur dieses eine Leben haben. Deshalb müssen wir dieses Leben mit Sinn erfüllen, auch wenn der Kosmos an sich keinen Sinn macht, damit wir am Ende nicht vor einer Lebenslügestehen:

> *If the universe makes no sense, well perhaps we, the individual can make sense of the cosmos. We must go on, we must not add to the chaos but deal honestly with the idea of order, whether it is arbitrary or not. As all of my plays suggest, so many people prefer to go through their lives semiconscious and they end up in a terrible panic because they've wasted so much.*[2]

Hier zeigt er die Richtung für die Analyse des Dramas auf. Es gilt nach der Lebenslüge zu suchen um dann zu analysieren, was diese Art zu leben aus den Menschen macht und ob es Auswege für sie gibt. Die Art der Kommunikation, die Albee vorführt, ist zeitlos interessant. Menschen, die sich mit Worten zutiefst verletzen, da dies die einzige Möglichkeit für sie geworden ist, mit ihren Gefühlen umzugehen, gibt es heute ebenso wie in den 1960er-Jahren und viele dieser Strategien werden auch Lesern im 21. Jahrhundert bekannt vorkommen.

Wenn sich Schüler heute mit *Who's Afraid of Virginia Woolf?* beschäftigen, stehen in der Regel das Drama als literarisches Werk und die Analyse des Textes im Vordergrund. Auch wenn Albee in erster Linie für die Bühne geschrieben hat, sieht er im Drama als Lesedrama kein Problem:

> *I would rather have a person who knows how to read a play of mine and see a good production in his mind than see a bad production. [...] You just have to learn how to read and be able to see and hear the play out loud while you are reading it.*[3]

Biografie und Entstehungsgeschichte

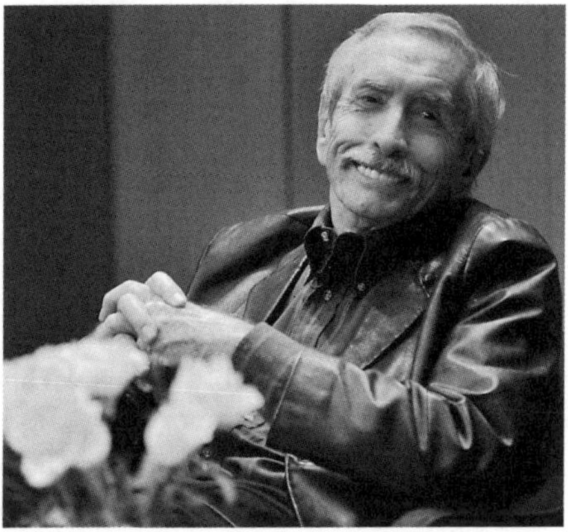

Edward Albee wurde am 12. März 1928 in Washington D.C. geboren, als Eugene O'Neill auf dem Höhepunkt seiner Karriere und Amerika kurz vor der großen Wirtschaftskrise stand. Er wurde von seiner leiblichen Mutter, Louise Harvey, zur Adoption frei gegeben, was seine Persönlichkeit und seine Einstellung zum Leben nachhaltig geprägt hat. Obwohl er schon als Säugling, nach nur 18 Lebenstagen, in seine neue Familie kam, hat er sich dort nach seinen eigenen Aussagen nie wohl gefühlt. So sagt er z. B.:

> *I never felt protected in my environment. Being adopted, I always felt like an interloper. I never felt that I belonged and therefore I didn't feel that this was home to me. I felt like a transient, as if I were a visitor in a strange land.*[4]

Adoptiert wurde er von Reed und Frances Albee, einem Millionärsehepaar aus New York. Sie gaben ihm den Namen Edward Franklin Albee III, nach seinem Adoptivgroßvater väterlicherseits. Dieser hatte unter anderem ein Theaterimperium aufgebaut und sein Sohn, Edward Albees Vater, stieg in das Geschäft ein und baute es aus. Reed und Frances Albee waren sehr verschieden. Reed sprach nicht viel und interessierte sich kaum für die Familie. Frances war dominant und kümmerte sich um Edwards Erziehung. Edward war ein unglückliches Kind und oft sehr einsam; seit er sechs Jahre alt war, wusste er, dass er adoptiert worden war.

Edward lebte als Kind und Jugendlicher das Leben eines verwöhnten Jungen mit Dienern, Privatlehrern und teuren Autos. Dennoch war er als Jugendlicher unangepasst und rebellierte gegen alle Ordnungen, in die vor allem seine Eltern ihn zwängen wollten. Während der Pubertät merkte er auch, dass er homosexuell war, und diese Tatsache machte die Anpassung für ihn noch schwerer. Drei *preparatory schools* und eine Militärakademie musste er vorzeitig verlassen, aber es gelang ihm, die renommierte *Private Choate Preparatory School* in Connecticut durchzustehen und erfolgreich abzuschließen.

Anschließend besuchte er das *Trinity College* in Connecticut. Es dauerte jedoch wieder nur anderthalb Jahre, bis er auch diese Schule verlassen musste. In diese Zeit fallen wechselnde Beziehungen mit Frauen und Männern; diese Phase des Experimentierens setzte sich auch nach seiner Rückkehr ins Elternhaus fort. Homosexualität war dort ein Tabuthema. Aber auch auf anderen Gebieten waren die Ansichten der Eltern und des Sohnes so unterschiedlich, dass ein Bruch unausweichlich war und Albee schließlich auszog. Danach sah er seinen Vater – gezwungenermaßen – noch mehrmals in Geldangelegenheiten, hatte aber sonst keinen weiteren Umgang mehr mit ihm. Die Mutter besuchte er erst 17 Jahre später, als er erfuhr, dass sie krank war, und pflegte dann eine distanzierte, aber freundliche Beziehung zu ihr bis zu ihrem Tod.

1947 zog Albee nach *Greenwich Village* in New York. In diesem Viertel lebten viele junge internationale Künstler und solche, die es werden wollten. Er beschäftigte sich in dieser Zeit mit der französischen Avantgarde, las Ionesco, Beckett und vor allem Jean Genet, dessen Werk er besonders schätzte. Trotz einer Zuwendung von $ 25 die Woche von seiner Großmutter väterlicherseits musste Albee in mehreren Jobs arbeiten, unter anderem als Telegrammbote, was sich in dem fiktiven Telegramm in *Who's Afraid of Virginia Woolf?* wiederfindet. In diese Zeit fällt seine erste längere Beziehung mit einem Mann. Er lebte mehrere Jahre mit William Flanagan zusammen, einem Komponisten, der den schüchternen Edward zunächst sehr dominierte. Albee schrieb schon zu dieser Zeit Gedichte, Romane und Dramen, ohne jedoch etwas zu veröffentlichen. Er fühlte sich oft nutzlos, flüchtete sich in den Alkohol und hatte Angst, dass er sein Leben niemals in den Griff bekäme. Diese Gefühle und ein Treffen mit Thornton Wilder, der ihn ermutigte, führten dazu, die Arbeit an Dramen in den Vordergrund zu stellen. So entstand 1958 als erstes erfolgreiches Werk der lange Einakter *The Zoo Story*. Albee sandte das Stück an mehrere Theaterproduzenten in New York, aber es wurde zunächst überall abgelehnt. Ein Freund schickte es einem Bekannten in Europa und so gelangte es schließlich zuerst am Schillertheater in Berlin zur Aufführung, wo Albee an der Premiere teilnahm, ohne ein Wort zu verstehen. Erst nach den guten Kritiken dort und weiteren Aufführungen in Deutschland kam das Drama zurück nach New York, wo es dann auch im *Off-Broadway Provincetown Playhouse* 1960 ein großer Erfolg in der Theaterszene wurde. Mit den weiteren Einaktern *The Death of Bessie Smith*, *The Sandbox* und *The American Dream* festigte Albee seinen Ruf. Er hatte neue Elemente in das amerikanische Theater gebracht, die eher der Sicht der europäischen Autoren des absurden Dramas entsprachen als den bisher in Amerika gängigen, eher realistischen Ansätzen. Parallel zu seinem beruflichen Erfolg änderte sich Albees private Situation. Nach sieben Jahren trennte er sich von Flanagan und begann eine Beziehung mit Terrence McNally, einem jungen Studenten, der Schriftsteller werden wollte. Diese Beziehung überdauerte die nächsten fünf Jahre.

Nach dem Karrierestart abseits des Broadway gelang ihm 1962 der große Durchbruch mit der Aufführung von *Who's Afraid of Virginia Woolf?*. Unter der Regie von Alan Schneider gaben Uta Hagen als Martha, Arthur Hill als George, George Grizzard als Nick und Melinda Dillon als Honey eine hervorragende Vorstellung.

> *The evening was astonishing: laughter followed by gasps, as the characters wounded one another with words, as the play moved inexorably to its final catharsis. When the play ended at 11:40, there was a moment of silence, then thunderous applause, followed by curtain call after curtain call for the actors, [...] a cry was heard for the author, but Albee did not go onstage.*

So schreibt Mel Gussow, der bei der Premiere anwesend war.[5] Für dieses Drama erhielt Albee zahlreiche Auszeichnungen, kam auf die Titelseite des *Newsweek Magazine* – aber er erhielt nicht den begehrten Pulitzer Preis. Das Verleihungskomitee hatte sein Stück als zweifellos bestes Stück des Jahres als einzigen Vorschlag ausgewählt, aber die Zuständigen der *Columbia University*, die die Oberhoheit über die Verleihung hat, lehnten es ab. Grund waren wohl die vulgäre Sprache und die freizügige Behandlung von Tabuthemen. *Who's Afraid of Virginia Woolf?* lief zwei Jahre lang in insgesamt 664 Vorstellungen am Broadway und wird bis heute immer wieder erfolgreich aufgeführt, sowohl in Amerika als auch im Ausland. 1966 kam die Filmversion des Dramas heraus und erntete hervorragende Kritiken.

Nach diesem bahnbrechenden Drama fuhr Albee fort zu experimentieren, ohne jedoch an den Erfolg von *Who's Afraid of Virginia Woolf?* anknüpfen zu können. Nach mehreren Enttäuschungen und erfolglosen Stücken wurde ihm der Pulitzer Preis dann jedoch für *A Delicate Balance* (1967) und *Seascape* (1975) verliehen. Dazwischen liegt eine schwierige Periode in Albees Leben, die von seiner Alkoholabhängigkeit geprägt war. Er hatte schon in seiner Zeit in Greenwich viel getrunken, aber nun konnte er seinen Konsum nicht mehr kontrollieren und sein Verhalten im Rauschzustand kaum mehr steuern. In dieser Zeit wurde Albee von vielen Menschen bereits abgeschrieben und im Theaterbetrieb von New York erntete er nur Misserfolge. 1971 lernte er Jonathan Thomas, einen kanadischen Maler und Bildhauer, kennen, mit dem er bis zu dessen Tod 2005 in einer Beziehung lebte und der ihm schließlich half, den Alkohol zu besiegen. Albee verließ New York, begann zu reisen und hielt Vorträge an verschiedenen Universitäten, wo er wegen seiner früheren Erfolge immer noch geschätzt wurde. Er begann als Dozent an der *School of Theater* in Houston zu arbeiten, wo es ihm ein besonderes Anliegen wurde, junge Autoren zu unterstützen. Abseits von New York schrieb er wieder kleinere Dramen und brachte einige auch zur Aufführung. Erst 1994 gelang ihm jedoch ein weiterer großer Erfolg mit *Three Tall Women*, dem Drama über seine Mutter, das erst nach ihrem Tod (1989) entstehen konnte. Er erhielt dafür seinen dritten Pulitzer Preis – nur Eugene O'Neill hat vier erhalten. Mit diesem Stück knüpfte er nach einer langen Durststrecke, in der er von den Kritikern sehr negativ bewertet wurde, noch einmal an den Erfolg der jungen Jahre an.

Wenn man etwas über Albees Dramentheorie erfahren will, so geben vor allem seine vielen Interviews Aufschluss darüber. Albee sieht sich als sozialkritischen Autor, der mit seinen Stücken eine gesellschaftliche Funktion erfüllen will. Im Interview mit Roudané sagt er:

> *All art is useful [...]; it's not decorative. All my plays try to readjust our vision, to reorder our values." und "I am concerned with altering people's perceptions, [...]. The self, the society should be altered by a good play.*[6]

Hier zeigt sich, dass Albee nicht Werte zerstören, sondern die Menschen zu einem bewussteren Leben anregen will. Auch den amerikanischen Traum vom Aufstieg durch Fleiß und Leistung lehnt er nicht grundsätzlich ab, sondern prangert das unkritische Übernehmen dieses materialistischen Traums an, der keinen Raum für andere Werte und ein authentisches, selbstbestimmtes Leben lässt. Deshalb führt er uns in seinen Dramen Menschen vor Augen, die einer Lebenslüge erliegen, und hofft, dadurch die Zuschauer aufzurütteln. Albee zeigt sich in diesen Aussagen zwar als Kritiker der Gesellschaft, der an ihr leidet, aber er verharrt nicht in Resignation. Stattdessen glaubt er durchaus optimistisch an die Möglichkeit der Veränderung, die vom einzelnen Menschen ausgehen muss. Mit dieser Haltung setzt er sich zumindest in seinen realistischeren Theaterstücken von den avantgardistischen Schriftstellern Europas wie Beckett, Camus oder Ionesco ab, die das Leben des Einzelnen wesentlich negativer und statischer betrachten.

Edward Albee hat zumindest vier wichtige Stücke (*The Zoo Story*, *Who's Afraid of Virginia Woolf?*, *A Delicate Balance* und *Three Tall Women*) geschrieben, deren große literarische Bedeutung mittlerweile anerkannt ist. Weitere Dramen sind zwar umstritten, werden aber auch vielfach geschätzt. Mit seinem umfangreichen Lebenswerk übte er großen Einfluss auf das amerikanische Theater aus und prägte es über viele Jahre hinweg.

Inhaltsangabe

Innerhalb der Akte hat Albee keine Gliederung festgelegt, aufgrund der Abfolge der Auf- und Abgänge ergibt sich jedoch eine klare Struktur, die im Folgenden zur Kennzeichnung verwendet wird.

Akt I: Fun and Games

I, 1 (S. 5–17): Martha und George erwarten Gäste

Um zwei Uhr morgens kommen Martha und George von einer Samstagabendparty bei Marthas Vater nach Hause. Vordergründig unterhalten sie sich über einen Film mit Bette Davis, dessen Name Martha entfallen ist und den sie unbedingt wissen will.[7] In die Unterhaltung fließen jedoch bereits die ersten Beleidigungen ein, die auf das gespannte Verhältnis der beiden hinweisen. George ist müde und deshalb auch wenig erfreut, als Martha ihm mitteilt, dass sie noch Gäste erwarten. Sie hat einen der neuen Dozenten und dessen Frau eingeladen, an deren Namen sie sich nicht einmal mehr erinnern kann. Als sie die beiden beschreibt, vermutet George gleich, dass Martha sich für den Mann interessiert. Sie gibt jedoch vor, dass sie mit der Einladung lediglich einer Bitte ihres Vaters entsprochen habe. George gibt sich geschlagen und ist eingeschnappt, woraufhin Martha versucht, ihn aufzuheitern, wobei sie ihn wie ein kleines Kind behandelt. Schließlich singt sie ihm das Lied „Who's Afraid of Virginia Woolf?" vor, das sie offensichtlich bereits auf der Party zum Besten gegeben hat (siehe Erläuterung auf S. 39). Da George nicht über sie lacht, beschimpft sie ihn erneut. Die Auseinandersetzung ist nicht sehr ernst und geht in ein Geplänkel über das unterschiedliche Alter der beiden – George ist sechs Jahre jünger – über. Als sie über Marthas offensichtlich immensen Alkoholkonsum sprechen, ermahnt George sie, einige Verhaltensregeln einzuhalten, wenn die Gäste kommen. Sie solle Haltung bewahren und ihre Kleider nicht ausziehen. Nach diesen provozierenden Äußerungen klingelt es an der Tür. Bevor George öffnet, bittet er Martha noch ernsthaft und eindringlich, nicht über die Sache mit dem Kind zu sprechen, aber sie verspricht ihm dies nicht. Der Zuschauer weiß an dieser Stelle noch nicht, worauf George hier anspielt.

I, 2 (S. 17–26): Erstes Kennenlernen der Paare

Die Gemüter von George und vor allem von Martha sind von den Gemeinheiten, die sie sich an den Kopf geworfen haben, noch erhitzt und so wirkt der Empfang der Gäste recht gekünstelt. Als Martha auch vor den Gästen weiterstichelt, spüren Nick und Honey die Spannungen und wollen am liebsten gleich wieder gehen. Nick versucht Nettigkeiten über ein Bild zu sagen, aber George macht sich sehr offensichtlich über ihn lustig und lässt sich dann ausführlich über Marthas primitiven Alkoholgeschmack aus. Martha singt nochmals das Lied „Who's Afraid of Virginia Woolf?" und Honey fällt amüsiert ein. Auch Nick lacht höflich mit, nur George findet die Heiterkeit völlig überzogen. Das Gespräch geht über zu der Party bei Marthas Vater, von der sie alle kommen, und Martha zeigt ihre Bewunderung für den Vater. George bringt seine Verachtung für seinen Schwiegervater zum Ausdruck und erklärt, dass es nicht einfach sei, mit der Tochter des Dekans verheiratet zu sein. Martha demütigt ihn, weil er aus dieser Chance nichts gemacht habe. Um die Situation zu retten, sagt Honey, dass sie ins Badezimmer möchte, und Martha bietet an, ihr das Haus zu zeigen. Bevor sie gehen, bittet George Martha erneut nachdrücklich, nichts von dem Kind zu erzählen, aber sie verspricht es ihm auch diesmal nicht.

I, 3 (S. 26–37): Gespräch zwischen George und Nick

Im anschließenden Gespräch zwischen den zwei Männern versucht George, Nick durch Wortspiele und absichtliche Missverständnisse in Verlegenheit zu bringen. Dieser durchschaut seine Strategie und möchte gehen, da er in die Spannungen zwischen George und Martha nicht einbezogen werden will. George verwickelt ihn jedoch erneut in ein Pseudogespräch über die beiden Frauen und anschließend über Nicks Fach, die Biologie. Ohne Nick zu Wort kommen zu lassen, drückt George sein Misstrauen gegenüber der Genetik aus und erzählt dann davon, dass Martha ihm übel nehme, dass er nicht erfolgreich genug sei, um die Leitung der historischen Fakultät zu übernehmen. Ohne dass Nick etwas in das Gespräch einbringen kann, wirft George die Frage nach Kindern auf, wobei Nick sehr zurückhaltend reagiert. George reagiert auf die Gegenfrage ebenfalls ausweichend und ruft nach Martha.

I, 4 (S. 37–40): Honey weiß von dem Sohn

Auf Georges Rufen kommt jedoch zunächst Honey, die von dem wunderbaren Haus erzählt und sagt, dass Martha sich umziehe. George reagiert alarmiert und als Honey dann auch noch sagt, dass Martha ihr von dem Sohn erzählt habe, ist er verstört und kann es kaum glauben. Ohne die Gäste wirklich wahrzunehmen, macht er der abwesenden Martha eine Kampfansage.

I, 5 (S. 40–46): Martha bewundert Nicks Erfolge

Martha kommt aufreizend angezogen zurück. Wieder gefasst, setzt George zu neuen Sticheleien in Marthas Richtung an. Sie schlägt zurück, indem sie den erfolgreichen Aufsteiger Nick mit ihrem erfolglosen Mann vergleicht. Als Nick auch noch erzählt, dass er im College ein recht erfolgreicher Boxer gewesen sei, bewundert ihn Martha immer mehr und setzt George wegen seiner mangelnden körperlichen Fitness herab. Schließlich beginnt sie von einem Boxkampf zu erzählen, den George und sie einmal ausgetragen haben. George will davon nichts hören und verlässt das Zimmer.

I, 6 (S. 46–49): Martha erzählt von dem Boxkampf
Martha erzählt den anderen beiden, wie ihr Vater zur Zeit des Krieges alle Dozenten in Selbstverteidigung ausbilden wollte und ein Boxtraining ansetzte. George weigerte sich, mit ihrem Vater zu boxen, woraufhin Martha sich Boxhandschuhe anzog und George beim ersten Probeschlag aus Versehen k. o. schlug. Gerade als sie davon spricht, dass dieses Ereignis ihr ganzes Leben überschattet habe, tritt George unbemerkt von hinten ein.

I, 7 (S. 49–52): Die „shotgun"-Szene
Er hat ein Gewehr in der Hand und zielt damit auf Marthas Kopf. Als er schließlich zum Entsetzen aller abdrückt, schießt aus dem Lauf ein chinesischer Sonnenschirm heraus und alle beginnen erleichtert zu lachen und überspielen ihr Entsetzen. Martha bewundert George fast für seine Tat. Als er ihre Annäherungsversuche jedoch abwehrt, reagiert sie verletzt und versucht, ihn erneut zu demütigen. Nick verlässt das Zimmer.

I, 8 (S. 52–54): Gespräch über Nick
In seiner Abwesenheit klären die anderen Marthas Missverständnis, Nick sei Mathematik- und nicht Biologiedozent, auf.

I, 9 (S. 54–65): Martha stellt Georges Vaterschaft in Frage
Als er zurückkommt, unterhalten sie sich erneut über Genetik und George entwickelt eine Horrorvision von der Zukunft, in der nur Leute, die aussehen und denken wie Nick, eine Chance hätten. Kämpferisch sagt er, dass er sich solch einer Entwicklung entgegenstellen werde. Nick reagiert ärgerlich und polemisch auf Georges Angriffe. Unvermittelt fragt Honey, die schon ziemlich

betrunken ist und dem Gespräch nicht folgen kann, nach der Ankunft des Sohnes. George wendet sich wütend an Martha, aber sie sagt, es tue ihr leid, von dem Sohn gesprochen zu haben, und wiegelt ab. George provoziert sie jedoch weiter und so erzählt Martha schließlich, dass George nicht sicher wisse, ob das Kind von ihm sei. Damit trifft sie George hart. Er verteidigt seine Vaterschaft und nach einigem Hin und Her über Haar- und Augenfarbe des Sohnes verlässt er das Zimmer, indem er noch Marthas Vater als eine weiße Maus mit roten Augen beschreibt.

I, 10 (S. 65–68): Die Geschichte von Marthas Jugend

Martha will nun den Gästen erzählen, warum George ihren Vater hasst. Während sie spricht, macht sie Nick immer wieder eindeutige Angebote. Honey merkt dies nicht. Martha erzählt von ihrer Kindheit, die sie mit dem Vater alleine verbracht hat, und wie sie ihn bewunderte. Sie erzählt von ihrer ersten Ehe mit einem Gärtnerjungen, der an der höheren Töchterschule, die sie damals besuchte, angestellt war. Die Ehe dauerte nur eine Woche, weil ihr Vater sie annullieren ließ. Sie schloss diese Schule ab und kam zu ihrem Vater zurück, wo sie die Idee entwickelte, in das College ihres Vaters quasi einzuheiraten und ihm einen Nachfolger zu suchen. Dann sei George gekommen. An dieser Stelle der Erzählung tritt George wieder ein.

I, 11 (S. 68–73): Martha erzählt von Georges Misserfolgen

Sie erzählt, wie sie sich in George verliebt hat und wie alles so gut zusammenpasste. Erneut versucht George, sie zurückzuhalten, seine Warnungen stacheln sie jedoch noch mehr an. Sie erzählt, dass George nicht das Zeug zur Leitung der historischen Abteilung, geschweige denn des ganzen Colleges gehabt habe. George versucht verzweifelt, ihren Redefluss zu unterbrechen, aber sie wird immer verletzender. Schließlich beginnt er „Who's Afraid of Virginia Woolf?" zu singen, bis sie schließlich aufhört.

Honey wird schlecht und sie muss sich übergeben. Sie und Nick gehen aus dem Zimmer. Martha geht ihnen nach und George bleibt alleine zurück.

Akt II: Walpurgisnacht

II, 1 (S. 74–96): Die „bergin-story"

Der Akt beginnt mit einer ruhigen Unterhaltung zwischen Nick, der ins Zimmer zurückgekehrt ist, und George. Sie sprechen über Honeys häufiges Unwohlsein und Nick drückt sein Missfallen darüber aus, wie George und Martha vor anderen Menschen miteinander umgehen. George lenkt das Gespräch zurück auf Honey und Nick erzählt, dass er sie wegen einer eingebildeten, hysterischen Schwangerschaft geheiratet habe. Als George Nick ein Glas Bourbon reicht, erzählt er unvermittelt eine Geschichte, die er angeblich in seiner Jugend während der Zeit der Prohibition erlebt hat. Ein Mitschüler, der seine Mutter aus Versehen erschossen hatte, kannte das Wort „bourbon" nicht richtig und sprach es beim Bestellen in einer Kneipe in fröhlicher Runde falsch als „bergin" aus, was alle Anwesenden unglaublich erheiterte. George erzählt weiter, dass dieser Junge ein paar Monate später einen Autounfall verursacht habe, bei dem sein Vater ums Leben kam. Der Junge selbst habe nicht mehr aufhören

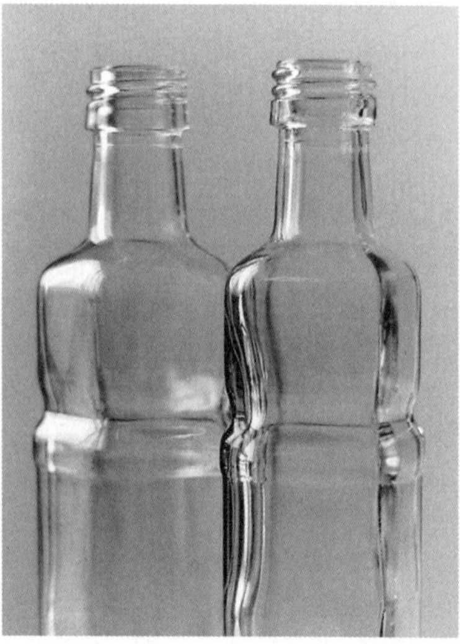

können zu lachen, sei daraufhin in eine Heilanstalt gebracht worden und habe seit nunmehr dreißig Jahren kein Wort mehr gesagt. Um die Stille zu überbrücken, ruft George nach Martha, die jedoch nicht antwortet. Er lenkt das Gespräch wieder auf das Thema Schwangerschaft. Seine merkwürdigen Antworten auf Nicks Fragen zu Georges und Marthas Kindern lassen Nick gereizt reagieren. George will ihm gerade etwas erklären, als Martha kurz zur Tür hereinschaut und Nick auffordert, ruhig Georges Ansichten anzuhören. Sie und George beschimpfen sich schließlich mit einer Reihe französischer Schimpfwörter, bevor Martha die beiden Männer wieder alleine lässt. Erneut lenkt George das Gespräch auf das Thema von Nicks und Honeys Heirat. Er bringt Nick dazu zuzugeben, dass er Honey aus Gewohnheit und wegen ihres Geldes geheiratet habe. Auch George erzählt von Marthas Geld und als die beiden Männer von ihren Schwiegervätern sprechen, entsteht fast so etwas wie Vertrautheit zwischen ihnen. George zerstört diese Stimmung jedoch abrupt, als er Nick warnt und ihm deutlich sagt, dass er ihn und seinesgleichen als Bedrohung für seinen Lebensstil sehe. Nick lässt sich dann allerdings in Georges Gedankenspiele bezüglich einer möglichen Karriere am College, die unter anderem durch Affären mit den entsprechenden Frauen gefördert werden könne, hineinziehen und spinnt den Faden immer weiter. Als er jedoch beschreibt, wie er Martha, die ja die Tochter des Leiters des Colleges ist, ‚besteigen' könnte, wird ihm die Absurdität des Gesprächs bewusst und zwischen den beiden Männern flammt Feindschaft auf. Wieder bringt George zum Ausdruck, dass er Nick beziehungsweise Wissenschaftler wie ihn als Bedrohung für die Kultur betrachtet, aber Nick lacht ihn nur aus.

II, 2 (S. 97–111): „Humiliate the Host“

Martha kommt nun mit der noch immer betrunkenen Honey zurück, der es ein bisschen besser geht. Martha erzählt von dem Sohn, und es findet eine hässliche Auseinandersetzung darüber statt, ob George oder sie die Elternrolle schlechter ausgefüllt habe. Schließlich macht Martha zwei Anspielungen, die George unruhig werden lassen. Einmal sagt sie, dass er früher „bergin“ getrunken habe, was Nick sofort mit der von George zuvor erzählten Geschichte in Zusammenhang bringt, zum anderen spielt sie auf ein Buch an, das er veröffentlichen wollte, was Marthas Vater jedoch verboten habe. Honeys Forderung, dass sie tanzen möchte, unterbricht Marthas Angriff zunächst. George legt eine unpassende Beethovensymphonie auf, um die anderen zu ärgern. Honey tanzt trotzdem und als Nick die peinliche Szene beenden will, begehrt sie trotzig gegen ihn auf. Schließlich legt Martha eine passende Platte auf und sie und Nick tanzen eng und erotisch miteinander, während George und Honey zuschauen, wobei es Honey entgeht, dass die beiden die Grenzen des Akzeptablen überschreiten. Während des Tanzes erzählt Martha die Buchgeschichte weiter, wobei sie sich immer wieder an George wendet, den sie damit offensichtlich reizen will. Sie erzählt, dass das Buch von eben der Geschichte handelte, die George zuvor Nick als Geschichte des Klassenkameraden erzählt hat, und sie sagt, dass diese Geschichte autobiografisch sei. Als sie dies ausspricht, springt George auf und würgt sie. Nick geht dazwischen und George kommt, offensichtlich gedemütigt, scheinbar wieder zur Ruhe. Er bezeichnet das Spiel, das sie soeben gespielt haben, als „Humiliate the Host“.

II, 3 (S. 111–119): „Get the Guests“

George will nun ein neues Spiel spielen. Zunächst schlägt er „Hump the Hostess“ vor, verschiebt es dann aber auf später und läutet eine Runde von „Get the Guests“ ein. Er hat sich wieder völlig im Griff und knüpft an Marthas Geschichte mit dem Buch an. Es habe ein zweites Buch gegeben und als er dessen Inhalt erzählt, wird schnell klar, dass es um die Geschichte von Nick und Honey geht, die ihm Nick zuvor anvertraut hat. Martha und Nick versuchen George vom Weitersprechen abzubringen, haben aber keinen Erfolg. Honey kommt die Geschichte zwar bekannt vor, aber sie bezieht sie erst ganz zum Schluss auf sich, als George auch noch die eingebildete Schwangerschaft erwähnt. Sie ist von Nicks Vertrauensbruch schwer getroffen und rennt aus dem Zimmer, da sie sich wieder übergeben muss.

II, 4 (S. 119/120): Nick droht George

Auch Nick ist getroffen und mit der Drohung, er werde nun das Spiel mitspielen und zu dem Menschen werden, den George in ihm sehe, geht er hinaus, um sich um Honey zu kümmern.

II, 5 (S. 120–127): George und Martha erklären einander den ‚totalen Krieg'

Als George und Martha alleine sind, verteidigt George sein Vorgehen. Er sagt ihr, dass er ihre Demütigungen nicht mehr ertragen könne, was sie ihm nicht glaubt. Offensichtlich waren beide der irrigen Ansicht, der andere wolle diese Kämpfe. Die Offenheit, mit der sie sich gegenseitig dieses Missverständnis eingestehen, führt aber nur zu neuen Kränkungen. Martha sei verrückt geworden und lebe in einer Fantasiewelt, reizt George sie, bis sie schließlich zurückschlägt. Sie habe jeglichen Respekt für George und den Glauben daran verloren, dass ihre Beziehung noch eine Zukunft habe. Am Schluss der Szene holt George sie jedoch aus ihrer Resignation heraus, indem er ihr den ‚totalen Krieg' erklärt und sie die Herausforderung annimmt.

II, 6 (S. 127–129): Martha bereitet den Ehebruch vor

Nick kommt und teilt ihnen mit, dass Honey auf dem Badezimmerboden liege und sich ausruhe. Als Nick nach Eiswürfeln verlangt, schickt Martha George mit dem Hinweis hinaus, dass sie und Nick alleine sein wollen. George warnt sie noch einmal, nicht zu weit zu gehen, verlässt aber das Zimmer.

II, 7 (S. 129–132): Martha will Nick verführen

Martha macht sich nun schamlos an Nick heran, der nach anfänglichem Zögern darauf eingeht. Ohne von ihnen bemerkt zu werden, tritt George kurz ins Zimmer und geht lächelnd wieder hinaus. Nick ist nun bereits sehr erregt, aber Martha hält ihn noch zurück. Im Hintergrund singt George „Who's Afraid of Virginia Woolf?".

II, 8 (S. 132–138): George reagiert nicht auf die sich anbahnende Affäre

Mit aufgesetzter Fröhlichkeit kommt George zurück. Martha ist misstrauisch und wird darin bestätigt, als sich George in einen Sessel mit dem Rücken zu ihnen setzt, um zu lesen. Er fordert Martha auf, einfach weiterzumachen, und tut so, als nehme er keine Notiz mehr von ihr und Nick. Dieser macht sich nun seinerseits wieder an Martha heran, die darauf eingeht. Dabei spricht sie jedoch mit George, der sie ja nicht sehen kann, und teilt ihm immer eindringlicher mit, dass sie sich mit Nick amüsiere. George lässt sich nicht provozieren. Als Martha näher zu ihm hingeht, damit er sie sehen muss, stolpert sie zweimal in die Türglocken. Sie ist ratlos, da George nicht wie erwartet reagiert und sie aufhält, sondern sie sogar auffordert, weiterzumachen. Auch Nick, der seine Verachtung für George zum Ausdruck bringt, sagt er offen, dass er wisse, was die beiden vorhätten. Martha will nun noch einmal mit George alleine sprechen, um eine Reaktion zu provozieren, und schickt Nick in die Küche voraus.

II, 9 (S. 138): Martha will, dass George sie zurückhält

Martha möchte einen Kampf und nicht ignoriert werden. Sie droht, dass sie Nick mit ins Bett nehmen werde, wenn George sie jetzt nicht endlich beachte. Zunächst mit Verachtung, dann jedoch wieder gespielt ruhig sagt er, es sei ihm gleichgültig, woraufhin Martha geht, um ihre Drohung wahr zu machen.

II, 10 (S. 139): Georges Wutausbruch

Als er alleine ist, liest George zunächst aus seinem Buch[8] vor, kann jedoch plötzlich die aufgestaute Wut nicht mehr im Zaum halten und schleudert das Buch schreiend gegen die Türglocken, die damit zum dritten Mal läuten.

II, 11 (S. 139–145): George kommt auf die Idee, den Sohn sterben zu lassen

Honey kommt, aufgeschreckt durch die Glocken, herein. Sie erzählt von ihrem Traum, aber George geht nicht auf sie ein. Aus dem, was sie sagt, geht hervor, dass sie Angst davor hat, Kinder zu bekommen. George versteht ihre Anspielungen sofort und zeigt sogar ein wenig Mitgefühl. Dann will er ihr jedoch auf aggressive Art und Weise klar machen, dass ihr Mann und Martha gerade dabei sind, miteinander zu schlafen. Honey will nichts davon hören oder verstehen und fragt immer wieder, wer an der Tür gewesen sei. Damit bringt sie George auf eine Idee. Indem er sich an die abwesende Martha wendet, erzählt er, dass jemand mit der Nachricht vom Tode des Sohnes gekommen sei. Am Ende des Aktes kann er seine eigene Trauer nicht mehr hinter dem Lachen verbergen und weint.

Akt III: The Exorcism

III, 1 (S. 146–148): Marthas Monolog

Zu Beginn dieses Aktes kommt Martha alleine ins Wohnzimmer zurück. Sie ist betrunken und ruft nach George. In ihrem Monolog kommen ihre Verlassenheit und ihr Wunsch nach Nähe zu George zum Ausdruck. Auch ihre Frustration wegen des missglückten Geschlechtsaktes mit Nick deutet sie an. In dem folgenden fiktiven kindlichen Dialog mit ihrem Vater spürt man ihre Verzweiflung und ihr Selbstmitleid.

III, 2 (S. 148–155): Nick hat sexuell versagt

Als Nick hinzukommt, wird klar, dass er im Bett versagt hat und Martha lässt ihn ihre Verachtung spüren. Nur George habe sie jemals glücklich machen können und sie verstanden. Die Türglocken klingeln und Martha kommandiert Nick, der sich zunächst weigert, wie einen Bediensteten unter Demütigungen zur Tür.

III, 3 (S. 156–164): George leitet das nächste Spiel ein

In der Tür steht George mit einem großen Blumenstrauß. Martha freut sich, ihn zu sehen, und macht sich zusammen mit George über Nicks neue Rolle als Diener lustig. Ihr Einvernehmen hält jedoch nicht lange und ein Streit darüber, ob George die Blumen bei Mondlicht gepflückt habe, lässt Martha wieder ansatzweise zu Nick halten. Nun wirft George die Blumen einzeln wie Pfeile auf Martha. Nick will eingreifen, aber Martha akzeptiert traurig Georges Verhalten und fügt sich, als er als nächstes Spiel „Bringing up Baby“ spielen will. Auch Nick gibt schließlich auf und geht hinaus, um Honey zu holen.

III, 4 (S. 164–167): George bringt Martha in Stimmung für den bevorstehenden Kampf

Alleine mit George möchte Martha ausruhen, keine Spiele mehr spielen und zärtlich sein. George jedoch will, dass sie wieder wütend wird, und er erreicht dieses Ziel. Er stößt sie von sich und spielt auf die Affäre mit Nick an. Er wird sogar handgreiflich, um sie zu provozieren. Schließlich geht sie darauf ein und sie versprechen einander, dieses Spiel bis zum Äußersten zu spielen.

III, 5 (S. 167–188): „Bringing up Baby"

Nick kommt mit der betrunkenen Honey zurück, die vorgibt, sich an nichts zu erinnern. George beginnt von dem Sohn zu sprechen, dessen einundzwanzigster Geburtstag unmittelbar bevorstehe und der für den nächsten Tag erwartet werde. Martha will zunächst nicht über ihn sprechen, als George jedoch Martha als schlechte Mutter darstellt, beginnt sie die Geschichte des Sohnes wie einen auswendig gelernten Vortrag zu erzählen. Sie berichtet von seiner Geburt, von seiner Kindheit und Jugend. Dabei malt sie zunächst ein idyllisches Bild der Familie, um dann jedoch wieder auf Georges Unzulänglichkeiten einzugehen. Honey ruft dazwischen, dass sie nun auch ein Kind wolle. George geht zwar noch auf Marthas Anschuldigungen ein, beginnt dann aber – zunächst noch in einzelnen Wendungen, dann immer zusammenhängender – Gebete aus der Totenmesse auf lateinisch zu rezitieren. Martha führt ihre Schilderung unbeirrt fort und schließlich sprechen sie beide und kommen gleichzeitig zum Ende. Honey, die ja als Einzige vom vermeintlichen Tod des Sohnes weiß, kann nicht mehr zuhören und auch Nick und Martha versuchen, George zum Aufhören zu bewegen. Aber dieser geht einen Schritt weiter und sagt Martha schließlich, dass ein Telegrammbote die Nachricht vom Tode des Sohnes gebracht habe, der ebenso wie der Junge aus der „bergin-story" einen Autounfall gehabt habe. Martha schreit hysterisch, dass George dies nicht alleine entscheiden könne. Nick, der die Situation noch für real hält, versucht sie zu beruhigen, während George triumphiert und sich sogar noch über Martha lustig macht, indem er sagt, er habe das Telegramm gegessen. Als George Martha erklärt, dass sie die Regel verletzt habe, als sie den Sohn erwähnte, versteht Nick, dass der Sohn nicht real war. Martha gesteht ihr Vergehen schließlich traurig ein und nun zeigt auch George seine Zuneigung. Er erklärt Nick noch kurz, dass er und Martha keine Kinder bekommen konnten, und verabschiedet die Gäste dann.

III, 6 (S. 188–190): Kann das Leben ohne die Illusionen weitergehen?
In der letzten Szene sind Martha und George zärtlich und liebevoll zueinander. Martha wirkt zerbrechlich, sie hat Angst davor, ohne die Illusion weiterzuleben, aber George sagt, es sei besser so. Das Drama endet damit, dass George sie im Arm hält und das Lied „Who's Afraid of Virginia Woolf?" singt, woraufhin Martha sagt, dass sie selbst es sei, die Angst habe.

Textanalyse und Interpretation

1 Struktur

Das Drama ist in drei Akte unterteilt, die jeweils einen eigenen Titel haben. Der erste Akt heißt „Fun and Games“, eine ironische Anspielung auf harmlose Partyspiele. In diesem Akt beginnen die psychologischen Spiele, die George und Martha miteinander und mit den Gästen veranstalten. Der zweite Akt ist nach der „Walpurgisnacht“ benannt, in der sich der Legende nach die Hexen auf dem Blocksberg treffen und wilde Orgien feiern. Hier treiben George und Martha die grausamen Provokationen auf den Höhepunkt. Die Beziehung zwischen Martha und Nick wird immer erotischer. Der Name des dritten Aktes, „The Exorcism“, geht auf das Ritual der Satansaustreibung zurück, das es früher in der katholischen Kirche gab. Hier treibt George den „Satan“ – die Lebenslüge und exemplarisch dafür das imaginäre Kind – aus und macht damit den Weg für ein authentisches Leben frei.

Der Aufbau der Handlung

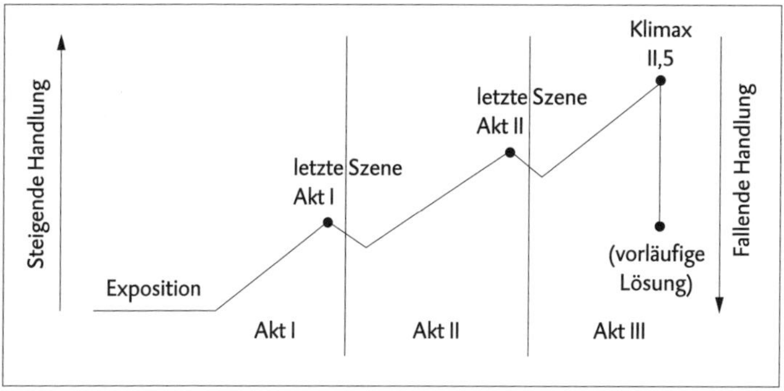

Wie schon der grobe Aufbau zeigt, ist das Drama streng symmetrisch angelegt. Dieses Prinzip setzt sich auch innerhalb der einzelnen Akte fort. Sie beginnen jeweils mit einer ruhigen Phase, in der nicht alle Personen anwesend sind. Es folgt eine Phase der verbalen Auseinandersetzung, in der die Spannung steigt. Hieran haben alle vier Charaktere aktiv oder zumindest passiv teil. In der dritten Phase entlädt sich dann die Spannung in einem Akt der psychischen bzw. zumindest angedeuteten physischen Gewalt.

I, 1–3	Exposition → Einführung aller Charaktere
I, 4–10	erste Wortgefechte → Spannung steigt
I, 11	aggressiver, hilfloser Versuch Georges, Martha zum Schweigen zu bringen → Spannung entlädt sich
II, 1	ruhige Unterhaltung zwischen George und Nick → Spannung löst sich
II, 2–10	„Humiliate the Host“ und „Get the Guests“ → Spannung steigt
II, 11	Georges Idee vom Tod des Sohnes → Spannung entlädt sich
III, 1	Marthas Monolog → Spannung löst sich
III, 2–5	„Bringing up Baby“ → Spannung steigt Klimax → Tod des Sohnes
III, 6	vager Ausblick auf eine bessere Zukunft → Stillstand

2 Konstellation und Charakterisierung der Personen

Martha

„a large, boisterous woman, 52, looking somewhat younger. Ample, but not fleshy" (S. 4)

Sie ist die Tochter des Präsidenten des Colleges und mit dem sechs Jahre jüngeren George verheiratet. Sie ist alleine mit ihrem Vater aufgewachsen, den sie kritiklos bewundert, der sie aber nicht sehr zu lieben scheint. Eine erste heimliche Heirat mit einem Gärtnerjungen wurde vom Vater ohne Rücksicht auf ihre Gefühle annulliert. Nach ihrer Ausbildungszeit wartete sie auf einen Mann, den sie ihrem Vater als adäquaten Nachfolger präsentieren konnte, da eine entsprechende akademische Karriere für sie selbst damals noch nicht denkbar war und sie endlich die Anerkennung des Vaters haben wollte. George, in den sie sich zudem tatsächlich verliebte, sollte diese Erwartungen erfüllen. Es ist eine der großen Enttäuschungen in ihrem Leben, dass George nicht in der Lage ist, die Rolle des Nachfolgers zu erfüllen, und dass er keinerlei berufliche Ambitionen hat. Er lässt sich von ihr in die Rolle des Opfers drängen und je mehr er dies tut, desto mehr verliert sie den Respekt vor ihm. Hinzu kommt, dass die Ehe ungewollt kinderlos geblieben ist. Martha hat ihre Beziehung jedoch noch nicht aufgegeben; sie versucht verzweifelt, den einzigen Mann, den sie wirklich liebt, aus seiner Lethargie zu reißen. In dem Drama sehen wir sie über weite Strecken als **dominante starke Frau**, die George und Nick manipuliert. Der Zuschauer merkt jedoch schon bald, dass hinter dieser Fassade ein **schutzbedürftiger, unglücklicher Mensch** steckt, den wir am Ende des Dramas, als die Personen schließlich ehrlich miteinander umgehen, gezeigt bekommen. Marthas vulgäres Auftreten und ihr ausschweifender Lebenswandel – sie ist alkoholabhängig, verführt gut aussehende junge Männer, ist schlampig – sind Ausdruck ihrer **Unzufriedenheit** und des Versuchs, die Situation so eskalieren zu lassen, dass sich etwas ändern muss. Beruflich ist ihr selbst die Bestätigung versagt und auch George bietet ihr nichts, worauf sie stolz sein könnte. So sucht sie, die von Albee schon in der Charakterbeschreibung als sinnliche, gut aussehende Frau angelegt ist, wenigstens im sexuellen Bereich Bestätigung. Auch hier erlebt sie jedoch nur Enttäuschungen – eine der schmählichsten erlebt der Zuschauer in dem Drama – und sie muss sich eingestehen, dass nur George sie jemals glücklich machen konnte. Sie ist sehr einsam und kann mit niemandem offen über ihre Probleme sprechen. Auch George, der zwar die Zusammenhänge versteht, aber selbst in die ganze verfahrene Situation zu sehr verstrickt ist, kann ihr nicht helfen. Die **Flucht aus der Realität** scheint Martha das Weiterleben zu ermöglichen. Das einfachste Fluchtmittel ist der **Alkohol**, der während des gesamten Dramas präsent ist. Wichtiger und subtiler ist jedoch Marthas und auch Georges Flucht in eine **Scheinwelt**, in der es die ideale Familie und den idealen Sohn gibt. Hier können sie all die guten amerikanischen Werte ausleben, nach denen Martha sich so sehr sehnt. Hier sind sie das perfekte amerikanische Paar sein, auf das Albee schon in der Namensgebung „George“ und „Martha“ hinweist. Die Namen stellen auf der Symbolebene einen Bezug zu George und Martha Washington her und verweisen damit auf grundlegende amerikanische Werte.

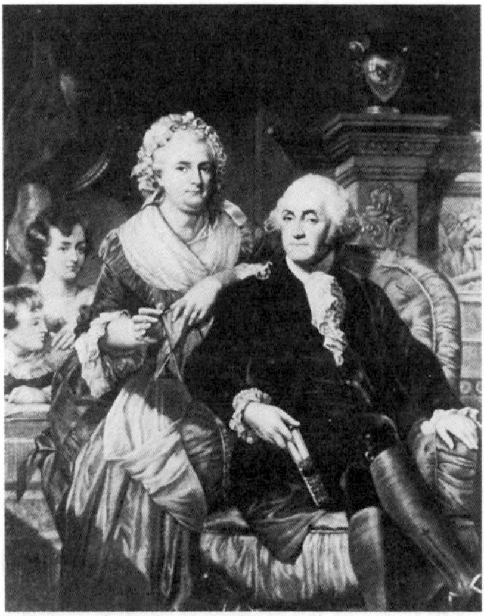

George und Martha Washington

Die traditionelle Frauenrolle kann und will Martha nicht erfüllen, aber einen neuen, eigenen Weg hat sie noch nicht gefunden. In dem Drama geht es nun um den entscheidenden Moment in Marthas Leben, wo sie nach einem langen Kampf durch Georges Hilfe die Möglichkeit bekommt, sich von ihren Illusionen zu befreien. Ob sie in der Lage sein wird, diese Möglichkeit zu ergreifen, bleibt offen.

George

„her husband, 46. Thin; hair going grey" (S. 4)

Laut Regieanweisung ist George nicht so attraktiv und sinnlich wie seine Frau, obwohl er jünger ist als sie. Er ist Dozent für Geschichte am College von Marthas Vater. Über seine Vergangenheit erfährt man nicht viel. Ob die schrecklichen Geschehnisse, von denen er im Zusammenhang mit der „bergin-story" (II, 1) erzählt – der Junge aus der Geschichte hat aus Versehen die Mutter erschossen und dann bei einem Autounfall den Vater getötet – wirklich seine eigene Vergangenheit umreißen, bleibt offen. Dafür spricht Marthas Darstellung der Geschichte, die George angeblich in einem autobiografischen Roman verarbeitet habe, und Georges ungewöhnlich gewalttätige Reaktion darauf (vgl. S. 110 f.). Dagegen spricht etwa die Tatsache, dass George das Buch, das angeblich seine eigene Geschichte beschreibt, kurz danach auf eine Stufe mit dem imaginären Sohn stellt, wenn er Martha „Book dropper! Child mentioner!" (S. 113) nennt. Die „**bergin-story**" gehört in den Bereich der ungeklärten Zweideutigkeiten des Dramas und steht symbolisch für Georges **Haltlosigkeit**, seinen **Rückzug in die Innerlichkeit** und sein **tragisches Scheitern**. Gescheitert ist George in mehrerlei Hinsicht. Beruflich erfüllt er weder Marthas Erwartungen noch die ihres Vaters. Führungsaufgaben am College hat er nur für kurze Zeit während des Zweiten Weltkrieges übernommen, konnte sich jedoch darin nicht bewähren und musste seinen Platz wieder räumen. Er ist nicht besonders ehrgeizig und nicht bereit, für seine Karriere zu kämpfen. Symbolisch zeigt Albee dies in Marthas Erzählung des Boxkampfes, bei dem er völlig versagte und sie ihn aus Versehen k. o. geschlagen hat (I, 6). Er muss wie Martha vor der Realität fliehen. Das vordergründige Mittel ist auch bei ihm der Alkohol. Gemeinsam mit Martha zieht er sich auch in die **Illusion von der heilen Familie** zurück, wobei offen bleibt, ob er dies Martha zuliebe zulässt, um ihr näher zu kommen, oder ob Sterilität für ihn ein ebenso existenzielles Problem ist wie für sie. Zumindest ist er noch nicht so sehr in der Illusion verfangen wie Martha. Er will auf jeden Fall verhindern, dass etwas von dem privaten Spiel um das Kind nach außen dringt. Als er merkt, dass Martha nicht mehr zwischen Realität und Illusion unterscheiden kann, hält er es für den einzigen Ausweg, den imaginären Sohn zu töten. **Bestätigung** sucht George **im intellektuellen Bereich**; Marthas Suche nach Bestätigung in der Promiskuität ist für ihn kein gangbarer Weg. Fachlich und geistig ist er den anderen überlegen, kann sie rhetorisch manipulieren und provozieren. Er ist der Einzige, der das Geflecht der Illusionen und Heucheleien, das in dem Drama dargelegt wird, durchschaut und der, als er es schafft, seine eigenen Emotionen in den Griff zu bekommen, die anderen Charaktere zu einer möglichen Lösung hinführt. Allerdings zeigt er im Verlauf des Dramas seine Verletzlichkeit, wenn Martha ihn vor den anderen als Versager bloßstellt, und er reagiert unter anderem Honey gegenüber unangemessen boshaft und brutal, so etwa in der Episode „Get the Guests". Intellektuell will er vor allem Nick herausfordern. Nick stellt als junger, dynamischer Biologe den Gegentypus zu Georges geistigen Werten dar und George sieht ihn als Bedrohung für die Lebensart und die kulturellen Elemente, die er für wichtig hält. Allerdings ist sich George der Dekadenz, die in seinem Lebensstil liegt, bewusst und er weiß, dass den jungen Leuten, die so denken wie Nick, die Zukunft gehört. Kampflos gibt er jedoch nicht auf. Er verwickelt Nick in philosophische Wortgefechte, in denen er sich zum Beispiel gegen die Genforschung wendet. Zudem entlarvt er in geschickt geführten Gesprächen Nicks Heuchelei und Opportunismus. In all diesen Dialogen behält George die Oberhand. Indem Albee ihn zur **dominanten Figur des Schlussteils** macht, wohingegen Nick nur in seinem Scheitern gezeigt wird, stellt er sicher, dass der Zuschauer letztendlich auf Georges Seite steht.

Honey

„*26, a petite blonde girl, rather plain*" (S. 4)

Der Name „Honey" weckt die Assoziation von einem netten, süßen Dummchen und genau so tritt Honey zunächst auch auf. Als Tochter eines Predigers, der ihr viel Geld hinterlassen hat, hat sie Nick, den sie schon seit ihrer Kindheit kannte, geheiratet, weil sie von ihm schwanger war. Allerdings war dies nur eine Scheinschwangerschaft und so ist die Ehe bis dahin kinderlos. Sie möchte ihren Mann in seiner Karriere unterstützen und bei den Gastgebern einen guten Eindruck machen. Sie bewundert ihren Mann grenzenlos und schwärmt von seinen Erfolgen.

Im Verlauf des Dramas ändert sich dieses Bild und der Zuschauer lernt die andere Honey kennen. Sie kann überhaupt nicht einschätzen, wie viel Alkohol sie verträgt, ist gleich betrunken und muss sich mehrmals übergeben. In diesem Zustand reagiert sie beleidigt auf Nick, der sie immer wieder maßregeln will, und sie benimmt sich immer kindischer, wenn sie sich z. B. wie ein Baby auf dem Badezimmerboden zusammenrollt und an ihrem Daumen nuckelt. Dieses regressive Verhalten ist Ausdruck ihrer inneren **Unfähigkeit, mit der Realität und dem Erwachsensein umzugehen**. Im Gespräch mit George enthüllt sie, dass sie keine Kinder will und deshalb heimlich eine Schwangerschaft verhütet. Ihre Flucht vor der Realität geht noch weiter, sie blendet alles aus, was sie irritierten könnte. Nur so kann sie ihren Mann nach außen hin idealisieren und etwa seine Affäre mit Martha ignorieren. Erst als George all diese Heucheleien brutal entlarvt, hat sie für die Zukunft vielleicht die Chance auf einen Neuanfang. Ihr Ausruf "I want a child" (S. 176) lässt darauf hoffen.

Nick

„30, her husband. Blond, well-put-together, good-looking" (S. 4) Nick ist das Gegenbild zu George und hat all die Eigenschaften, die George fehlen. George beschäftigt sich als Historiker mit rückwärtsgewandten Themen, wohingegen Nicks Arbeit auf Zukünftiges bezogen ist. Er ist der vorbildliche, karrierebewusste, aufstrebende Naturwissenschaftler, bei dem nach außen hin auch privat alles in Ordnung ist. Seine bisherige akademische Laufbahn hat er in Rekordzeit absolviert und zudem ist er noch sportlich und gut aussehend. Er erfüllt alle **Klischeevorstellungen des amerikanischen Traummannes** und ähnelt damit auch dem imaginären Sohn, den Martha und George sich wünschen.[9] Im Verlauf der Handlung **bröckelt die glatte Fassade** jedoch mehr und mehr. Der Zuschauer erfährt, dass Nick seine Frau nicht wirklich liebt und dass er sie vor allem ihres Geldes wegen geheiratet hat. Eigentlich interessiert er sich kaum für sie und ihre Gefühle und ist jederzeit bereit, sie für seinen beruflichen Vorteil zu hintergehen. Die fürsorgliche Haltung ihr gegenüber, die er zu Beginn des Dramas noch perfekt heuchelt, lässt er, nicht zuletzt unter dem Einfluss des Alkohols, mehr und mehr fallen. In zynischer Weise macht er sich schließlich nicht einmal mehr die Mühe, die sich anbahnende Affäre mit Martha zu vertuschen, und hat keinerlei Skrupel, mit der Tochter des Collegepräsidenten ins Bett zu gehen, während seine Frau im Nebenzimmer ist. Dass er den Geschlechtsakt nicht vollziehen kann, ist eine ironische **Brechung der Erwartungen**, die er weckt. Albee präsentiert den perfekten amerikanischen Traummann als impotenten Versager und gibt damit erneut auf der symbolischen Ebene einen Kommentar zu den Werten der amerikanischen Gesellschaft ab. Nick wird jedoch durchaus als **intelligenter Mensch** gezeigt, der zwar lange nicht versteht, was zwischen George und Martha vor sich geht, der aber Georges rhetorische Angriffe meist durchschaut und der sich auf diesem Gebiet auch nicht wirklich einschüchtern lässt. Ob auch bei ihm am Ende des Dramas nicht zuletzt durch sein Scheitern die Chance auf eine Veränderung hin zu einem authentischeren, von moralischen Werten geprägten Leben besteht, bleibt offen.

Personenkonstellation I

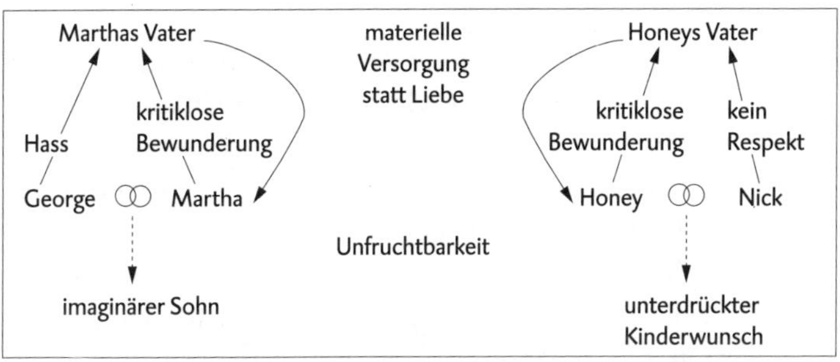

Diese Darstellung zur Personenkonstellation zeigt, dass die **Väter** der beiden Frauen, auch wenn sie physisch nicht anwesend sind, im Bewusstsein der Personen eine **wichtige Rolle** spielen. Beide Frauen, Martha und wohl auch Honey, erhielten von ihren Vätern nie die Zuneigung, die sie gebraucht hätten, und sind deshalb nicht in der Lage, eine glückliche, von den Werten der Väter unabhängige Beziehung aufzubauen. Dies ist ein Hinweis auf die von Albee bewusst angelegte **Parallelität** der beiden zunächst so unterschiedlich erscheinenden Paare. Sie zeigt sich auch in dem Problem der Unfruchtbarkeit, das die Beziehung beider Paare auf unterschiedliche Weise dominiert und eine wichtige Grundlage für ihre jeweiligen Lebenslügen bildet.

Personenkonstellation II

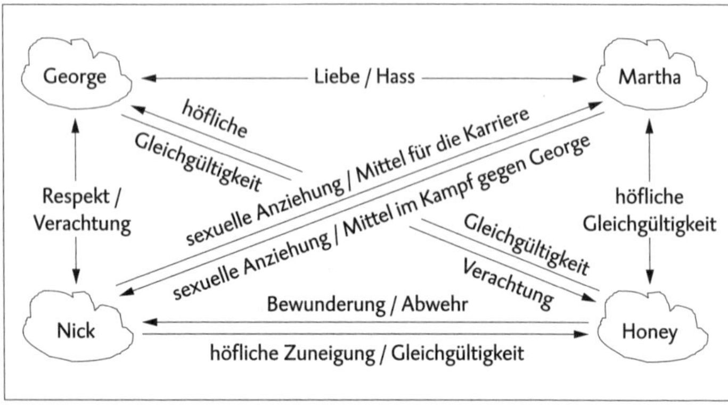

Betrachtet man den Umgang der Personen miteinander genauer, so sieht man, dass es sich um **vielschichtige Charaktere** handelt, deren Verhalten sehr gegensätzliche Facetten aufweist. Je nachdem, wie ausgeglichen oder einseitig das **Kräfteverhältnis** sich darstellt, so positiv bzw. negativ sind die Gefühle füreinander. Dies gilt vor allem für Martha und George. Solange sie ihre Machtspiele spielen, bei denen jeder nur versucht, den anderen zu verletzen, und einer jeweils nur auf Kosten des anderen gewinnen kann, ist der Hass das dominante Gefühl zwischen ihnen. Dass sie einander dennoch lieben können, zeigt sich am Anfang, bevor das böse Spiel seinen Lauf nimmt, gegen Ende, als Martha von Nick enttäuscht ist und das Spiel abbrechen will, und ganz zum Schluss, als es George nicht mehr um den Sieg, sondern um eine Lösung geht und Martha schließlich aufgibt. Hier hat sich das Kräfteverhältnis schließlich umgekehrt. Am Anfang kann Martha den eher hilflos reagierenden George noch durch ihre Provokationen verletzen und die einzelnen Gefechte gewinnen. Er kann in seinen verbalen Angriffen zunächst meist nur gegen Nick und Honey punkten. Erst gegen Ende des zweiten Aktes gelingt es George, sich Martha gegenüber zu beherrschen, um dann am Ende sogar den hasserfüllten Wunsch, sie zu besiegen, zu überwinden und planvoll die Führung zu übernehmen.

Entwicklung des Kräfteverhältnisses

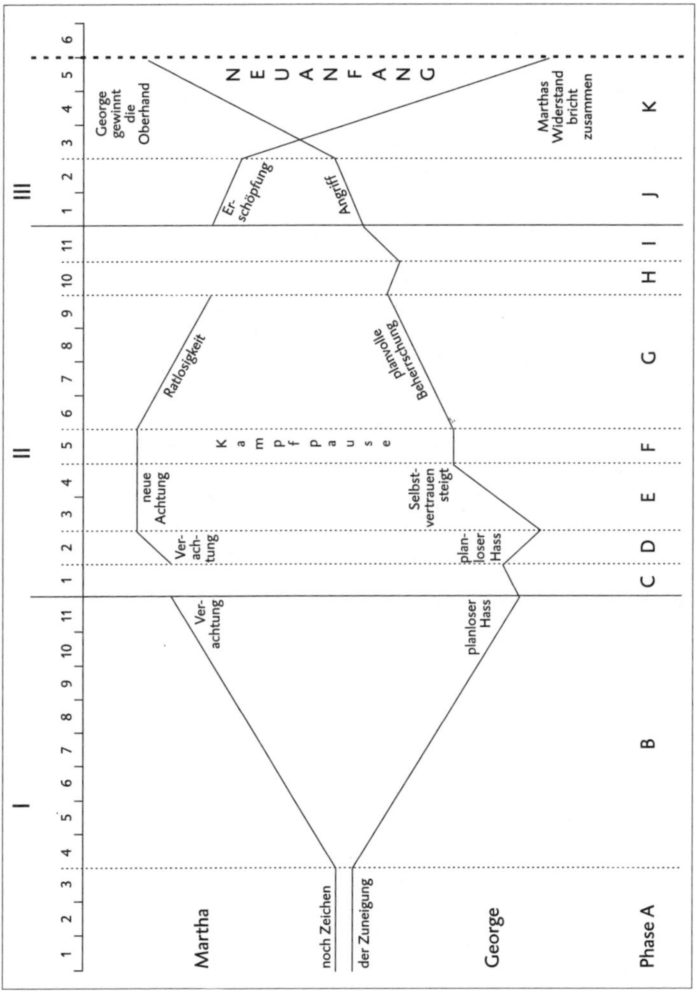

Phase A	George und Martha als ebenbürtige Gegner
Phase B	Martha greift George an – Thema: Georges beruflicher Misserfolg
Phase C	Gespräch George – Nick
Phase D	Martha greift George an – Thema: Georges Buch
Phase E	George deckt einen Teil von Nick und Honeys Lebenslüge auf
Phase F	ehrliches Gespräch zwischen Martha und George – gemeinsame Kriegserklärung
Phase G	Martha greift George an – Mittel: sexuelle Annäherung an Nick
Phase H	erneuter Gefühlsausbruch Georges, als er alleine ist
Phase I	George plant einen Angriff auf Martha – Sohn soll sterben
Phase J	George bereitet seinen Angriff vor
Phase K	George führt den Angriff durch – Klimax: Tod des Sohnes /Zerstörung der Illusion

3 Zeit und Ort der Handlung

Die **Handlung** des Dramas erstreckt sich **über mehrere Stunden** einer Nacht von Samstag auf Sonntag. Nach einer der üblichen Samstagabendparties für die Professoren bei Marthas Vater, dem Präsidenten des Colleges, treffen sich die vier handelnden Personen nach zwei Uhr nachts in Georges und Marthas Haus, um weiterzufeiern. Die Zeit der Handlung wird nicht gerafft, die **gespielte Zeit entspricht** weitgehend **der fiktiv realen Zeit**. Eine ungekürzte Aufführung des Dramas dauert daher mehr als drei Stunden. Durch diese Zeitstruktur wird erreicht, dass der Zuschauer die quälende Auseinandersetzung der vier Personen in ihrer vollen Länge nachvollziehen kann. Die Handlung ist in der Gegenwart der Entstehungszeit des Dramas angesiedelt, also zu Beginn der 1960er-Jahre. Albee will einen unmittelbaren Bezug zu den zeitgenössischen gesellschaftlichen Verhältnissen in akademischen und dadurch gesellschaftlich relevanten Kreisen herstellen und deren Werte kritisch beleuchten.

Der **Ort der Handlung** bleibt laut Regieanweisungen während des gesamten Dramas **unverändert** ("The scene is the living-room of a house on the campus of a small New England college.", S. 4). Später erfahren wir, dass der Ort New Carthage – Neu Karthago – heißt. Als George den Namen zuerst erwähnt, stellt er ihn im Gespräch mit Nick ironisch in eine Reihe mit Illyria, Penguin Island und Gomorrah (S. 34 f.) und spielt damit auf reale oder fiktive große Reiche an, die dem Untergang geweiht waren. Am symbolträchtigsten ist der Name Karthago selbst. Das große hochzivilisierte Reich der Karthager in Nordafrika wurde von den Römern in den Punischen Kriegen bekämpft und schließlich zerstört. Nach ihrem Sieg streuten sie Salz auf die Erde, um sie unfruchtbar zu machen. Hier lassen sich mehrere Parallelen zu Albees New Carthage finden. Die **College-Atmosphäre Neuenglands** steht für **Zivilisiertheit**, für **Kultur** und für **alte amerikanische Werte**. Die symbolische Verquickung mit Karthago verweist auf die Dekadenz und Unfruchtbarkeit der Repräsentanten dieser Gesellschaft. Die Zivilisiertheit löst sich im Verlauf der Handlung immer mehr auf und weicht dekadenten verbalen, alkoholischen und sexuellen Exzessen.

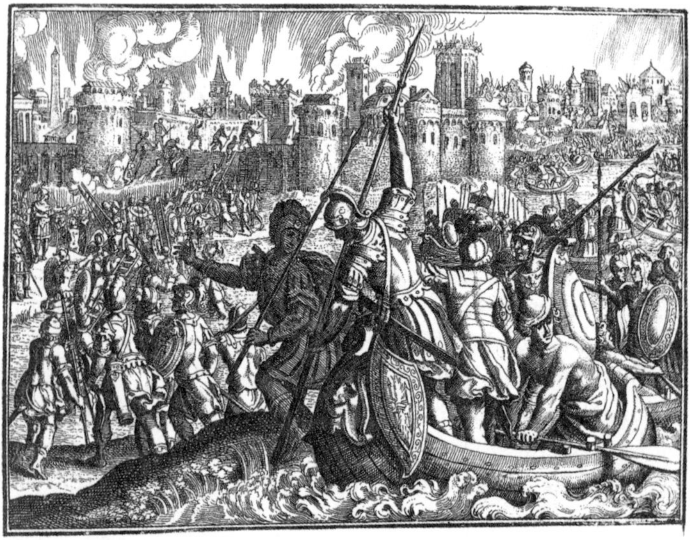

Zerstörung Karthagos

Die **Beschränkung auf einen Ort** geht jedoch noch weiter. Das gesamte Drama spielt im **Wohnzimmer** von George und Martha, dessen Einrichtung nicht näher beschrieben ist. Die Regieanweisungen legen jedoch fest, dass es unaufgeräumt ist. Die Beschränkung des Ortes lässt eine beinahe **klaustrophobische Situation** entstehen, der die handelnden Personen jeweils nur für kurze Zeit, die Zuschauer nie entfliehen können. Die räumliche Enge lässt den ungeheuren **emotionalen Druck**, der auf den Charakteren lastet, für den Zuschauer spürbar werden.

4 Die wichtigsten Motive und Symbole

Albee hat seinem Drama und den einzelnen Akten Titel gegeben, die bereits auf den ersten Blick zeigen, dass ihm die Symbolebene, die das Geschehen auf größere, außerhalb des Textes gelegene Zusammenhänge bezieht, ein wichtiges Anliegen war. Die Betrachtung der Motiv- und Symbolstruktur ist daher ein zentraler Aspekt der Analyse.

Der Titel des Dramas und die Überschriften der einzelnen Akte

Who's Afraid of Virginia Woolf? ist ein rätselhafter Titel. Zunächst einmal handelt es sich um ein **Wortspiel**, bei dem der Name der bekannten britischen Autorin Virginia Woolf den *Big Bad Wolf* im Kinderreim ersetzt.[10]

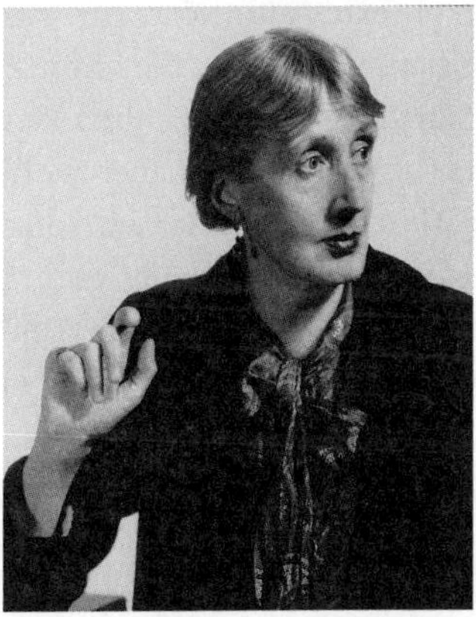

Im Drama selbst dient das intellektuelle Wortspiel zur vom Zuschauer nicht ganz nachvollziehbaren Unterhaltung. Als Titel für das Drama hat diese Frage jedoch auch symbolische Bedeutung. Sie bringt die Ebene der **Angst vor dem Unbekannten**, dem bösen Wolf, mit hinein, und stellt einen Bezug zu Virginia Woolf her, die als avantgardistische Außenseiterin selbst große Probleme hatte, ihr Leben zu bewältigen und – geplagt von Depressionen und Zuständen geistiger Verwirrung – Selbstmord beging. Albee selbst sagte zur Bedeutung des Titels unter anderem: "(It) means who's afraid of the big, bad wolf, which means who's afraid of living life without delusions?"[11]. Damit bekommt das Geschehen eine existenzielle Dimension zugeschrieben, die über den reinen Partyspaß weit hinausgeht.

Auch die **Überschriften** für die einzelnen Akte haben eine **symbolische Bedeutung** und verweisen auf die **wichtigsten Motive** des Dramas. „Fun and Games“ verweist auf die Motive Spiel und Ritual bzw. Wahrheit und Lüge, „Walpurgisnacht“ auf Ausschweifungen jeder Art wie Alkohol und Sexualität und „The Exorcism“ steht für die auf christliche Riten bezogene und eventuell auch schmerzhafte Austreibung der Illusion. Damit ist bereits das Grundgerüst des Motivgeflechts umrissen.

Wahrheit und Lüge

Eine Frage, die im Verlauf des Dramas mehrmals eine Rolle spielt, ist die **Frage nach Schein und Sein**. An mehreren Stellen sind George und Martha darauf aus, die Grenze zwischen Realität und Illusion zu verwischen. Nicht alle diese Unklarheiten werden innerhalb des Dramenkontextes aufgelöst. Am augenfälligsten ist die Lüge, dass es einen Sohn gebe, die, einmal ausgesprochen, von George und Martha bis zum Schluss des Dramas aufrechterhalten wird. Zwar ahnt der Zuschauer wohl schon lange, dass der Sohn nicht existiert, wirklich klar wird dies jedoch erst, als Nick in der vorletzten Szene sagt, er glaube es nun zu verstehen (S. 186 f.). Bis zum Schluss unklar bleiben die Aussagen zu Georges Vergangenheit. Ob die „bergin-story“ (II, 1) wirklich autobiografisch ist, wie Martha andeutet (“MARTHA *(privately)*: You used to drink bergin, too.” S. 100), und ob George diese Geschichte in einem Buch veröffentlichen wollte, was Marthas Vater dann nicht erlaubte, wird bis zum Schluss nicht gesagt.[12] Die Umstände, die George für den Tod des Sohnes erfindet, sind jedoch genau die tragischen Zusammenhänge aus der „bergin-story“, woraus sich schließen ließe, dass beide Lebenslügen hier auf einmal ausgetrieben werden sollen.

Martha und George wollen die **bewusste Täuschung**, sie ist für sie ein wichtiger Teil ihrer Spiele. Nick und Honey dagegen, die ja noch am Anfang ihrer Ehe stehen, täuschen sich gegenseitig, um einen bestimmten Zweck zu erreichen. Beide heucheln Liebe, wo es nur Höflichkeit und höchstens Zuneigung gibt. Auch ihr Umgang miteinander läuft nach bestimmten Ritualen ab. Es ist eine unausgesprochene Regel, dass Honey Nick geistig unterlegen ist und ihn bewundert und dass er sich um sie sorgt. Die Lügen, die diesem Verhalten zugrunde liegen, werden im Verlauf des Abends aufgedeckt und die höfliche Fassade bekommt immer mehr Risse. Schließlich entlarvt George Nicks und Honeys Heucheleien und Lügen in dem Spiel „Get the Guests“ (II, 3). Nick hat Honey nur wegen des Geldes, das sie von ihrem Vater bekommen hat, geheiratet und ist bereit, wegen eines erhofften beruflichen Vorteils mit Martha zu schlafen. Honey verhütet heimlich eine Schwangerschaft, weil sie Angst hat, verletzt zu werden. Schon in dieser Szene findet eine Austreibung, eine Art exorzistischer Handlung statt, in der die Möglichkeit für eine bessere Beziehung angelegt ist.

Das **Motiv der Lebenslüge**, das verknüpft ist mit den Motiven der Partnerschaft und der Kommunikation, findet sich mehrfach in dem Drama und ist in Bezug auf alle vier agierenden Personen das wichtigste Motiv – ob diese sich aktiv oder passiv damit auseinandersetzen, spielt dabei keine Rolle. Erst die Zerstörung dieser Lügen birgt die Hoffnung auf ein authentischeres Leben, die das Drama am Schluss weckt.

Spiel und Ritual

Da die Lebenslügen so dominant sind, ist echte Kommunikation kaum möglich. Die Figuren vermeiden die Konfrontation mit der Realität und echtes Leben wird durch **Illusionen** ersetzt. Das **Motiv des Spiels**, das ja auch eine fiktive Welt neben der realen Welt erschafft, ist daher von Anfang an eng mit dem Motiv Wahrheit oder Lüge verbunden. Vor allem Martha und George sprechen nicht ehrlich miteinander, sondern wollen nur geistige Spielchen miteinander spielen, wie George schon früh im Drama Nick gegenüber gesteht ("Martha and I are merely ... exercising ... that's all ... we're merely walking what's left of our wits." S. 29). Die Figuren kommunizieren über **Wortspiele, Ratespiele** und bezeichnen die Phasen des Abends selbst mit **Namen für Spiele** wie „Humiliate the Host", „Hump the Hostess", „Bringing up Baby" und „Get the Guests". Hier handelt es sich allerdings nicht um harmloses Partygeplänkel, sondern um sehr **emotionale Machtspiele**, deren Ziel es ist, den anderen durch verbale Gewalt zu verletzen. Die Grenze zur physischen Gewalt wird dabei manchmal überschritten, wie unter anderem die Episode mit dem Spielzeuggewehr (I, 7), Georges Wutausbruch (II, 10) oder auch Georges Versuch, Martha durch Handgreiflichkeiten auf den letzten Kampf einzustimmen (III, 4), zeigen. Abgemildert wird diese unterschwellig vorhandene Gewalt durch den Sprachwitz, dessen Komik man sich nicht entziehen kann und der es dem Zuschauer leichter macht, die Wahrheit zu ertragen.

Dem Spiel steht das **Ritual** sehr nahe. Vorgänge wiederholen sich und laufen nach willkürlich festgelegten, aber von den Beteiligten akzeptierten **Regeln** ab. Diese Art der Kommunikation findet man bei einem Teil der Spiele, die George und Martha miteinander spielen. Ihrer Beziehung liegt ein Geflecht von Lebenslügen zugrunde, die beide akzeptieren und die sie gemeinsam verändern und vervollständigen, ohne sie nach außen zu tragen. Die wichtigste dieser **Lebenslügen**, die **nach festen ritualisierten Mustern** funktioniert, ist die des imaginären Sohns. Als Martha im letzten Akt (III, 5) von ihm erzählt, tut sie das abgerückt von den Anwesenden und betet die Fakten wie eine Litanei herunter. Das Gebäude des ritualisierten Umgangs miteinander hat offenbar viele Jahre lang Stand gehalten, aber an diesem Abend, als Martha die vereinbarte Regel, nicht darüber zu sprechen, verletzt, kommt es ins Wanken. Die bisherigen Abmachungen geben keinen Halt mehr und erst als George durch das von außen entliehene Ritual der katholischen Totenmesse – das es ihm ermöglicht, distanziert zu bleiben – die alte Lüge austreibt, kann ansatzweise eine authentische Auseinandersetzung mit dem Partner einsetzen.

Sexualität, Sterilität und Impotenz

Ein Element der Spiele, die an diesem Abend stattfinden, ist die **Sexualität**. Dieses Motiv schreibt Albee nicht echter Zuneigung, sondern der **Manipulation der anderen** und somit den **Machtspielen** zu. Selbst für Honey, die Sexualität im kindlichen Rückzug verweigern möchte und der sie Angst macht, spielt sie dadurch eine große Rolle.

Georges Sexualität ist nicht explizit Thema des Dramas, aber durch Marthas Aussagen, nachdem Nick im Bett versagt hat, kann man vermuten, dass er in dieser Beziehung keine Probleme hat (vgl. S. 151). Auch er benutzt Sexualität zur Manipulation, wenn er sich Marthas Annäherungsversuchen verweigert, um sie so als lüsternes Weib erscheinen zu lassen und sie damit zu provozieren (vgl. S. 165).

Am ausgeprägtesten ist das Motiv der Sexualität, wenn es um Martha, aber auch um Nick geht. Von Anfang an wird gezeigt, dass Sex für sie eine große Rolle spielt, wobei schon Georges Aussagen in der ersten Szene des Dramas ihre Sexualität als vulgär und exzessiv erscheinen lassen. In die Nähe der Perversion rückt er sie, wenn er mehrmals behauptet, sie habe sich dem eigenen Sohn sexuell genähert (S. 170). George ist sich auch bewusst, dass sie Nick eigentlich nur eingeladen hat, um ihn zu verführen. Sexualität hat hier nichts mit Liebe zu tun, es geht Martha darum, von einem attraktiven jungen Mann ihre eigene Anziehungskraft bestätigt zu bekommen. In Bezug auf George möchte sie ein weiteres Spiel mit ihm spielen und ihn provozieren. In den Szenen unmittelbar vor dem Ehebruch (II, 7–9) wird gänzlich klar, dass die Sexualität hier nur eine untergeordnete

Rolle spielt. Viel wichtiger ist Martha ihre Beziehung zu George, den sie durch die Androhung des Ehebruchs aufrütteln will.

Dass Sexualität in solch einem Umfeld, noch dazu bei exzessivem Alkoholkonsum, kaum gelingen kann, ist nahe liegend. Der eigentliche sexuelle Akt wird daher unmittelbar mit dem **Motiv der Impotenz** verknüpft. Der junge, erfolgreiche und sportliche Biologe kann den Geschlechtsakt nicht vollziehen und Martha nicht befriedigen. Nick wurde zuvor vor allem von George mit der Zukunft der amerikanischen Gesellschaft in Verbindung gebracht und so ist sein Scheitern durchaus symbolisch zu sehen.

Für Nick ist Sexualität zunächst einmal ein Mittel, das er zu nutzen bereit ist, um beruflich voranzukommen. In dem langen Gespräch mit George zu Beginn des zweiten Aktes gibt er halb im Ernst, halb im Scherz und unter dem Einfluss von viel Alkohol zu, dass ein Seitensprung mit Martha, der Tochter des Präsidenten, ihm durchaus nützlich sein könnte. Dass ihm die Impotenz dann das Konzept verdirbt, ist ein Rückschlag für ihn, der jedoch sein Leben positiv verändern könnte.

Neben der Impotenz, die ja auch für Unfruchtbarkeit steht, spielt die **Sterilität** der beiden Frauen eine große Rolle. Honeys Unfruchtbarkeit ist gewollt und kann im Verlauf ihres noch jungen Lebens abgelegt werden. Die Hoffnung darauf legt Albee jedenfalls an, wenn sie in der vorletzten Szene laut ihren Kinderwunsch äußert (S. 176). Bei Martha und George hat die Unfruchtbarkeit jedoch bereits einen großen Teil des Lebens und der Beziehung bestimmt. Die Unfähigkeit, ein Kind zu bekommen, ist ein Grund dafür, dass sie in eine Welt der Illusionen abgedriftet sind und ihr reales Leben zur Hölle gemacht haben. Da sie am Schluss des Dramas beide gemeinsam die Verantwortung dafür übernehmen, besteht jedoch ebenfalls Aussicht auf eine aufrichtigere und bessere Zukunft.

5 Elemente des absurden Theaters

Albee ist häufig in eine Reihe mit den Autoren des absurden Theaters gestellt worden (vgl. Kapitel zur Rezeptionsgeschichte). Auch wenn die Zuordnung von *Who's Afraid of Virginia Woolf?* zu Recht umstritten ist, finden sich in dem Drama Motive, die als **absurde Elemente** zu sehen sind. Absurdes Theater geht von einer hoffnungslosen gesellschaftlichen Situation aus, in der der einzelne Mensch keine Chance auf Verbesserung seiner Lage hat. Hinzu kommt, dass ehrliche Kommunikation nicht mehr möglich ist. Die absurden Dramen enthalten **sinnlose Dialoge**, die sich nicht entwickeln, sondern häufig immer Gleiches kreisförmig wiederholen. Dies kann durchaus humorvoll und komisch, aber auch grausam sein. Die **Szenerie** ist nicht realistisch, sondern **gewollt künstlich**, denn die Autoren des absurden Theaters gehen davon aus, dass der Mensch die schreckliche Realität nur durch das **Schaffen von Illusionen** ertragen kann.

Schon diese vergröbernde Darstellung der Grundgedanken absurden Theaters zeigt die großen **Unterschiede** zu *Who's Afraid of Virginia Woolf?*. Albee gibt seiner Handlung einen weitgehend **realistischen Rahmen** und gestaltet neben sinnlosen, absurd anmutenden Dialogen authentische, **echte Gespräche** (vgl. Kapitel zur Sprache). Auch der Grundgedanke ist ein anderer. Albee stellt in diesem Drama im Gegensatz zum absurden Theater dar, dass der Mensch die Realität erst dann bewältigen kann, wenn er sich von der Illusion befreit. Solange seine Figuren jedoch in der Illusion gefangen sind, nutzt Albee **absurde Motive**, um die Sinnlosigkeit ihrer Situation und ihres Handelns zu verdeutlichen.

Eine der augenfälligsten absurden Situationen ist die **Episode mit dem Spielzeuggewehr** (I, 7), in der George seine Unfähigkeit, auf Marthas Angriffe und ihre Demütigungen angemessen zu reagieren, in einer lächerlichen Scheinbedrohung zum Ausdruck bringt. Martha fühlt sich zwar einen Moment lang wirklich bedroht und respektiert George für seinen Mut, die absurde Spielsituation, die George schafft, verfestigt jedoch nur das Bild der Ohnmacht gegenüber der Realität, das er zuvor schon erweckt hat.

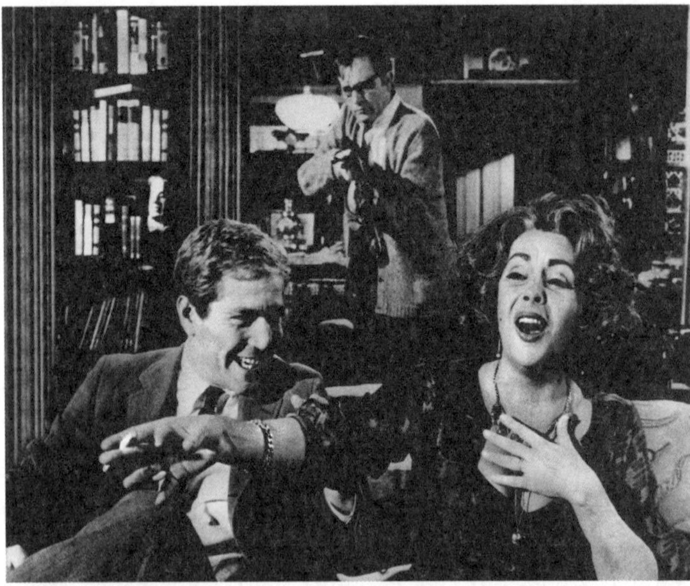

Szenenbild aus der Verfilmung mit Richard Burton, George Segal und Liz Taylor

Ein weiteres absurdes Szenario stellt George im **letzten Akt** her, als er Martha nach dem Ehebruch mit Nick **Blumen** überreicht (III, 3). Zunächst scheint es, als würde Nicks Versagen im Bett George und Martha näher zusammenbringen, dann will George Martha jedoch erneut provozieren und wirft die Blumen einzeln wie kleine Speere auf sie. Auch hier überträgt er eine für ihn kaum erträgliche reale Situation auf eine künstlich geschaffene **Spielsituation**.

Absurd mutet auch Georges Verhalten an, als er Martha beweisen will, dass wirklich eine **Todesnachricht** gekommen sei. Er geht sogar so weit, zu behaupten, er habe das Telegramm gegessen (S. 185). Indem er diese Szene nicht wirklich realistisch, sondern absurd gestaltet, macht Albee die unendliche Traurigkeit, die sie eigentlich enthält, für George – aber auch für die Zuschauer – erträglich.

Sozusagen als Zitat und Hommage an das europäische absurde Theater hat Albee sogar einen kurzen – für das Drama an sich wenig bedeutenden – Dialog eingefügt, in dem George und Martha sich gegenseitig **französische Schimpfworte** an den Kopf werfen (S. 84).

6 Sprache

Die Vielschichtigkeit der Charaktere und das komplexe Gewebe der Motive, das das Drama durchzieht, erfordern eine ebenso vielschichtige Sprache. Die **verschiedenen Sprachebenen** lassen sich der jeweiligen Intention der Dialogpartner bzw. der jeweiligen emotionalen Befindlichkeit der Figuren zuordnen.

Wenn Nick und Honey, aber auch Martha den **Schein der Normalität** wahren wollen, was vor allem kurz nach Eintreffen der Gäste der Fall ist, findet man einen **gewöhnlichen Konversationston**. Allerdings werden diese Passagen sofort durch die leicht ironischen, aber nicht zu übergehenden spitzen Bemerkungen, die Martha und vor allem George als gegenseitige Provokationen einbauen, überlagert. Der krampfhafte Versuch der Gäste, den normalen Plauderton beizubehalten, scheitert schon zu Beginn, als George sich über Nick, der versucht, etwas Intelligentes über das Bild im Wohnzimmer zu sagen, lustig macht und dieser es bemerkt (S. 19 f.). Von Anfang an finden sich kluge und oft **komische rhetorische Wortgefechte**, die meist von George ausgehen. Zwischen Martha und George sind diese **scharfen Angriffe** der normale Umgangston, wie der Zuschauer gleich in der Einführungsszene erfahren kann (siehe Kapitel zur Analyse ausgewählter Szenen), und so sind sie auch rhetorisch meist ebenbürtige Gegner. Anders verhält es sich bei den Dialogen zwischen George und Nick. Hier gelingt es George mehrmals, seinen Gesprächspartner so zu verwirren, dass die einzelnen Aussagen keine logische Abfolge mehr haben und der Dialog sinnlos wird. Eine echte Kommunikation kann auf diese Weise nicht stattfinden. Es geht George dabei auch gar nicht um den Gedankenaustausch mit Nick, es handelt sich vielmehr um rhetorische Angriffe, die Nick zwar erkennt, aber nur zum Teil parieren kann. Das erste Gespräch, das George und Nick alleine führen (I, 3), ist ein Beispiel für solch einen **absurden Dialog**, dessen Aussagen sich im Kreis drehen. Sobald jedoch Nick das Spiel nicht mehr mitspielt, kann der Dialog jeweils wieder für kurze Zeit zum echten Gespräch werden.

Neben diesen ironisch verbrämten Provokationen gibt es auch **echte, boshafte Angriffe**, bei denen Albee seinen Figuren häufig **vulgäre Ausdrücke** der untersten sprachlichen Ebene in den Mund legt. Solche Angriffe finden zwischen George und Martha, aber auch zwischen George und Nick und George und Honey statt. Wenn George etwa Honey, die sich rhetorisch nicht wehren kann, als „angel-tits" (S. 105), was man etwa mit ‚Engelstittchen' übersetzen könnte, oder, schlimmer, als „simpering bitch" (S. 143), ‚alberne Schlampe', bezeichnet, zeigen diese sprachlichen Ausfälle, dass er mit allen Mitteln provozieren will. Bei Martha ist er sprachlich noch gnadenloser. Er nennt sie z. B. „sub-human *(= unmenschliches)* monster" (S. 17), spricht von „abomination award", ‚Scheußlichkeitspreis', den sie von ihm verliehen bekäme (S. 15), oder nennt sie gegenüber Nick, den Martha gerade zu verführen versucht, „this bag of laundry" (S. 137), einen ‚Sack voll dreckiger Wäsche'. Marthas boshafte Angriffe sind meist gegen George gerichtet, auf Nick beziehen sie sich nur in der Szene unmittelbar nach dem gescheiterten Geschlechtsakt (III, 2), wo sie ihn als „flop", „gelding" oder „houseboy", ‚Versager', ‚Wallach' oder ‚Lakai', bezeichnet. Auch George nennt sie mehrmals „flop" (z. B. S. 71), sie schimpft ihn auch „A bog. … A fen. … A.G.D. swamp" (S. 43), alles Wörter für Sumpf oder Morast, womit sie seine Unbeweglichkeit kritisieren will. Auch als „S.O.B." – *son of a bitch* – (z. B. S. 65) bezeichnet sie ihn mehrmals.

Die Ebene der Vulgärsprache wird nicht nur dann eingesetzt, wenn die Charaktere einander tatsächlich verletzen wollen, sie findet sich etwa auch dann, wenn Martha versucht, die Situation erotisch aufzuheizen. Von Anfang an lenkt sie das Gespräch immer wieder auf eine körperliche Ebene, wenn sie etwa in obszöner Weise von Nicks „pretty good body" (S. 44), seinem muskulösen und durchtrainierten Körper, spricht oder davon, dass er als Biologe „at the *meat* of things“ (S. 54), ‚am Kern der Dinge‘, sei. Ihre Gesten und Aufforderungen werden immer deutlicher, bis sie schließlich vor George und Honey schamlos mit Nick tanzt (II, 2) und sich ihm, der nach anfänglichem Zögern mitmacht, ganz ungeniert nähert (II, 6).

Eine weitere Ebene ist die der **ritualisierten Sprache**. Sie schafft Distanz zum Gegenüber und zum Gegenstand. Zum einen finden sich Elemente dieser Sprachebene, wenn die Personen krampfhaft versuchen, Konversation zu treiben. Beispiele sind etwa **Versatzstücke**, die Honey (“Never mix – never worry”, S. 20 – in Bezug auf Alkohol) und Martha (“He’s quite a guy”, S. 23 – in Bezug auf ihren Vater) häufig wiederholen. Auch Nicks betont höflicher Umgangston Honey gegenüber ist dieser Form der Kommunikation zuzuordnen. Wichtiger wird diese Sprachebene jedoch, wenn sie George und Martha dazu dient, mit der **Diskrepanz zwischen Illusion und Wirklichkeit** umzugehen. Wenn sie von Marthas Jugend erzählen und davon, wie sie sich kennengelernt haben (II, 10), und wenn Martha im letzten Akt (III, 5) mit Georges Hilfe die Geschichte von Geburt, Kindheit und Jugend des Sohnes erzählt, sind dies oft wiederholte, immer wieder veränderte, aber zwischen den beiden abgesprochene Geschichten. Nick und Honey werden hier zu unbeteiligten Zuhörern, ein Gespräch findet nicht statt. Noch künstlicher und ritualisierter wird die Sprache, als George die Lebenslüge vom Sohn austreiben will. Um genug Distanz zu schaffen und die Illusion schließlich durchbrechen zu können, bedient er sich am Ende des Rituals der lateinischen Totenmesse. Er beschwört damit das Motiv des Todes und der Trauer herauf, ohne ein Gespräch darüber führen zu müssen.

Neben diesen Kommunikationsmustern, die einen aufrichtigen Gedankenaustausch vermeiden oder ihm sogar im Wege stehen, gibt es in Albees Drama auch Passagen, in denen die Personen ihre **wahren Gefühle** zeigen. Hier sind Marthas poetisch anmutende **Monologe** einzuordnen, Augenblicke, in denen sie entweder alleine (III, 1) oder ohne die Anwesenden zu registrieren (III, 2) über ihre Gefühle spricht. Weiterhin finden sich Momente der Nähe zwischen Martha und George schon in der ersten Szene (siehe Kapitel zur Analyse ausgewählter Szenen). Ein weiteres Beispiel ist die fünfte Szene des zweiten Aktes, als George und Martha nach dem Spiel „Get the Guests" alleine im Zimmer zurückbleiben. Hier wollen sie ehrlich sein und bedienen sich beide einer klaren Ausdrucksweise, die keine Zweideutigkeiten enthält. Charakteristisch hierfür ist die **unmittelbare Abfolge kurzer Aussagen**, wie man sie etwa in folgender Passage sehen kann:

> MARTHA: *Don't you know it even yet?*
> GEORGE (shaking his head): *Oh ... Martha.*
> MARTHA: *My arm has gotten tired whipping you.*
> GEORGE (stares at her in disbelief): *You're mad.*
> MARTHA: *For tweny-three years! [...]*
> GEORGE: *I thought at least you were ... on to yourself. I didn't know. I ... didn't know.* (S. 122)

Diese kurze Szene zwischen den Kampfpausen ist eine Art Vorbereitung für den **ehrlichen Umgangston am Schluss des Dramas**. In der letzten Szene ist die **Sprache drastisch reduziert** und die einfachen unkomplizierten Sätze entsprechen dem Zustand der Aufrichtigkeit in der Beziehung am Ende des Dramas:

> MARTHA: *[...] Did you ... did you ... have to?*
> GEORGE: (pause) *Yes.*
> MARTHA: *It was ...? You had to?*
> GEORGE: (pause) *Yes. [...]*
> MARTHA: *Just ... us?*
> GEORGE: *Yes.*
> MARTHA: *I don't suppose, maybe, we could ...*

GEORGE: *No, Martha.*
MARTHA: *Yes. No.*
GEORGE: *Are you all right?*
MARTHA: *Yes. No.*
GEORGE (puts his hand gently on her shoulder; she puts her head back and he sings to her, very softly): *Who's Afraid of Virginia Woolf,*
Virginia Woolf,
Virginia Woolf,
MARTHA: *I ... am ... George. ...*
GEORGE: *Who's afraid of Virginia Woolf. ...*
MARTHA: *I ... am ... George ... I ... am. ...*
(GEORGE nods, slowly.)
(Silence; tableau.) (S. 189 f.)

Der andere weiß, was man sagen will, man muss nicht einmal alles vollständig aussprechen und kann schließlich sogar ganz schweigen. Wortreiche rhetorische Gefechte sind am Ende des Dramas nicht mehr nötig.

Überblick über die Kommunikationsmuster

Sprache/Stil	Effekt
gewöhnlicher Konversationston	Wahrung des Scheins der Normalität
rhetorische Wortgefechte	Kampf zwischen ebenbürtigen Gegnern
absurde Dialoge	Versuch, den Gesprächspartner zu verwirren
Vulgärsprache	boshafte Angriffe; Provozieren einer erotischen Atmosphäre
ritualisierte Sprache	krampfhafter Versuch, Konversation zu treiben; Diskrepanz zwischen Illusion und Wirklichkeit; Schaffung von Distanz; Durchbrechen der Illusion
unkomplizierte, teilweise reduzierte Sprache	aufrichtiger Gedankenaustausch

7 Analyse ausgewählter Szenen

Einführungsszene: Akt I, Szene 1

Die erste Szene dient dazu, dem Zuschauer das problematische **Verhältnis von George und Martha** anhand eines offensichtlich für sie typischen Dialogs vor Augen zu führen. In ihren **verbalen Spielchen**, die bestimmten Regeln folgen, werden beide Personen charakterisiert und die **Konflikte**, die zwischen ihnen stehen, werden angesprochen, auch wenn der Zuschauer noch nicht alle Anspielungen versteht.

George ist Martha intellektuell überlegen: George ist sechs Jahre jünger als Martha und es gehört zu ihren Spielchen, dass er sich darüber lustig macht und sie sich dann seine „Mommy" (S. 14) nennt. Obwohl er jünger ist, ist er ihr, was Bildung anbelangt, offensichtlich überlegen.

Er verbessert ihre sprachlichen Fehler ("MARTHA: ... and she's married to Joseph Cotten or something. ... GEORGE: ... Some*body* ... MARTHA: ... some*body* ..." S. 6) und hilft ihr mit dem richtigen Wort aus, wenn sie ihren Satz nicht zu Ende bringen kann ("MARTHA: You don't even have the ... the what? ... GEORGE: ... guts? ..." S. 13). Sie nennt ihn zwar „PHRASEMAKER!" (S. 13), scheint aber seine Überlegenheit in diesem Bereich doch zu akzeptieren, sonst würde es daraufhin nicht heißen "then they both laugh."

Er benimmt sich auch kultivierter, geht zunächst ruhig auf sie ein und versucht sie zu beschwichtigen. „... Shhhhhhh ..." (S. 5) ist das Erste, was man von ihm hört, und als er sie nicht beruhigen kann, versucht er, ihr bei der Suche nach dem Namen des Films zu helfen, obwohl es ihn in keiner Weise interessiert. Erst als sie ihn immer mehr reizt, nutzt er die Tatsache, dass er kultivierter und intellektueller ist als sie, um sie zu verletzen, was ihm meist gelingt:

> *What do you want me to do? Do you want me to act like you? Do you want me to go around all night* braying *at everybody, the way you do? [...]* MARTHA: (braying): *I DON'T BRAY! [...]* MARTHA (hurt): *I do not* bray. (S. 8 f.)

Auch als er nicht genug über ihre derben Scherze lacht und eher vornehme Zurückhaltung übt, fühlt sie sich provoziert. Nachdem sie auf das Lied „Who's Afraid of Virginia Woolf?", das sie auf der Party gesungen hat, anspielt und er nicht mitlacht, wird dies offensichtlich:

> MARTHA: *Ha, ha, ha, Ha!* (No reaction.) *What's the matter ... didn't you think that was funny? Hunh?* (Defiantly.) *I thought it was a scream ... a real scream. You didn't like it, hunh?*
>
> GEORGE: *It was all right, Martha ...*
>
> MARTHA: *You laughed your head off when you heard it at the party.*
>
> GEORGE: *I smiled. I didn't laugh my head off ... I smiled, you know? ... it was all right.* (S. 12)

Kurz bevor die Gäste kommen, gibt er ihr auf verletzende Art und Weise Verhaltensregeln (S. 15) und bezeichnet sie dann sogar als „sub-human monster" (S. 17), um zu unterstreichen, dass sie sich nicht zu benehmen weiß. Dabei wird klar, dass Martha auch auf sexuelle Abenteuer aus ist und dass George dies peinlich findet:

> *There aren't many more sickening sights than you with a couple of drinks in you and your skirt up over your head, you know ...* (S. 15)

Martha provoziert George und will ihn dominieren: Im Gegensatz zu George gibt sich Martha aktiv und lebenslustig. Schon beim Eintreten in die Wohnung ist sie laut und aufgedreht. Aber die Tatsache, dass sie sich unangemessen stark auf den Namen des Films fixiert, zeigt dem Zuschauer von Anfang an auch, dass sie sich und ihre Launen nicht im Griff hat. Obwohl George offensichtlich kein Interesse zeigt, erzählt sie aufgebracht immer weitere Details aus dem Film und sie fragt ihn immer eindringlicher, schreit ihn schließlich an (S. 8). Auch die Tatsache, dass sie ohne sein Wissen mitten in der Nacht Gäste eingeladen hat, zeigt, dass sie großen Wert auf soziale Aktivitäten legt und extrovertierter ist als er.

Von Anfang an versucht Martha, George zu provozieren. Eine nachvollziehbare Begründung für ihr Verhalten wird dem Zuschauer hier noch nicht angeboten und auch Marthas Erklärung, was sie am meisten an ihm möge, sei seine Wut (S. 13), bleibt hier noch zusammenhanglos. Wie oben beschrieben, fühlt sie sich ihm wohl in intellektueller Hinsicht unterlegen und versucht deshalb, ihn auf andere Art und Weise zu demütigen und aus der Reserve zu locken. So benutzt sie etwa herabsetzende Begriffe anstelle seines Namens: “What a cluck! What a cluck you are [...] Dumbbell!” (S. 5 f.); „simp“ (S. 13). Zudem beschimpft sie ihn, wenn er nicht so reagiert, wie sie sich das vorstellt. Als er ihr nicht helfen kann, den Namen des Films zu finden, behandelt sie ihn mit Geringschätzung (“Don’t you know *anything*?” S. 7) und sie kommt schon bald auf das Thema zu sprechen, das offensichtlich einer der Hauptgründe für ihre Konflikte ist – George ist ihr nicht aktiv genug (“You didn’t *do* anything; you never *do* anything; you never *mix*. You just sit around and *talk*.” S. 8).

Diese Aussage bezieht sich zunächst nur auf sein Verhalten bei der Party, weist aber auf spätere Szenen voraus, in denen es um Georges berufliches Versagen geht. Wenn sie spürt, dass sie rhetorisch nicht gegen ihn ankommt, wird sie immer unsachlicher und verletzender. In seine Ausführungen wirft sie zusammenhanglos Gemeinheiten ein (“I swear ... if you existed I’d divorce you. [...] I can’t even see you ... I haven’t been able to see you for years. [...] I mean, you’re a blank, a cipher [...] a zero. ...” S. 15). Mit all diesen Gemeinheiten kann sie jedoch nicht gegen ihn punkten.

Ein weiteres Mittel, George klein zu machen, ist Marthas Versuch, ihn herumzukommandieren. Meist lässt er sich ohne Widerspruch darauf ein. Er mixt ihr Drinks, wenn sie es verlangt (S. 9), oder füllt Eis nach (S. 13). Als sie allerdings einen Kuss von ihm möchte und damit Intimität herstellen will, entzieht er sich ("MARTHA: Hello. C'mon over here and give your Mommy a big sloppy kiss. GEORGE: ... oh, now ... MARTHA: I WANT A BIG SLOPPY KISS! GEORGE *(preoccupied)*: I don't *want* to kiss you, Martha." S. 14). Sie ertrotzt sich zwar ein Lippenbekenntnis von George als formale Bestätigung, aber zu echter Nähe kommt es nicht auf Kommando ("GEORGE *(too matter-of-fact)*: Well, dear, if I kissed you I'd get all excited ... I'd get beside myself, and I'd take you, by force, right here on the living-room rug, and then our little guests would walk in, and ... well, just think what your father would say about *that.*" S. 14). Offensichtlich kann George in diesem Bereich die Kontrolle behalten.

Er lässt sich auch sonst kaum provozieren und kontert meist erfolgreich. Nur als Marthas Vater ins Spiel kommt, verliert er die Fassung. „GEORGE *(defeated)*:" (S. 10) heißt es in der Regieanweisung, als Martha ihm mitteilt, dass sie die Gäste eingeladen habe, weil ihr Vater dies wollte. Und im Zusammenhang mit dieser Einladung beschwert George sich dann – wenn auch recht kraftlos – über Marthas Hang zu Überraschungen (S. 11).

Neben all diesen Konflikten gibt es auch Momente der Nähe: Gerade wenn, wie eben beschrieben, einer von beiden wirklich verletzt ist, zeigen sich Augenblicke der Nähe. Hier etwa sagt Martha dann „*(friendly-patronizing)*: Oh, George!" (S. 11) und zuvor, als George vorwurfsvoll meint: "Do you want me to go around all night *braying* at everybody, the way you do?" (S. 8) und sie verletzt reagiert, kann er nachgeben ("GEORGE *(softly)*: All right ... you don't bray."). Trotz des schrecklichen Beziehungsszenarios, das bereits in dieser ersten Szene ausgebreitet wird, spürt der Zuschauer, dass die beiden sich, versteckt unter all dieser Verachtung, noch lieben könnten. Auch scheinen die verbalen Rituale eine gewisse Möglichkeit für die beiden zu sein, Nähe zuzulassen bzw. sich überhaupt auseinander zu setzen.

Am Ende der Szene überwiegt die aggressive Spannung: Die Momente der Nähe dominieren die Szene nicht und am Ende, in Erwartung der Gäste, überwiegt die Aggressivität. Es zeichnet sich ab, dass es offensichtlich auch dann bestimmte ritualisierte Verhaltensmuster gibt, wenn Gäste kommen ("MARTHA: Party! Party! GEORGE *(murderously)*: I'm really looking forward to this, Martha." S. 15 f.).

Sie freut sich auf die nächste Runde des Spiels und auch er weiß offensichtlich, was ihn erwartet. Bevor die erste Runde beginnt, versucht er deshalb, noch die Spielregeln festzuklopfen, und bittet sie, nichts über das Kind zu sagen. Aber als er sie erneut verletzt ("MARTHA: What do you take me for? GEORGE: Much too much." S. 16), reagiert sie trotzig und man ahnt, dass sie sehr weit gehen wird.

Schlussszene des ersten Aktes: Akt I, Szene 11

Diese Szene stellt den Höhepunkt des bisherigen Geschehens dar. In **drei Phasen** wird die bislang bereits aufgestaute **Spannung gesteigert**, bis sie sich in Georges aggressivem, aber wenig effektivem Verhalten entlädt. Nach dieser Szene kann zu Beginn des nächsten Aktes eine vorübergehende Ruhepause einsetzen.

In der vorangehenden Szene hat Martha Nick und Honey von ihrem Leben erzählt, wobei mehr und mehr der Eindruck entstanden ist, dass sie mit sich selbst spricht. Gerade als sie zum Ausdruck gebracht hat, dass sie ihrem Vater durch eine Heirat einen adäquaten Nachfolger zu verschaffen hoffte und dass zu diesem Zeitpunkt ihres Lebens George an das College kam, kommt er wieder ins Zimmer.

1. Phase – Martha und George berichten von der Zeit vor der Hochzeit: Über die Zeit vor der Hochzeit können George und Martha recht entspannt plaudern. George folgt Marthas brüsker Aufforderung, zuzuhören und dabei dazuzulernen, gelassen und humorvoll. Sie scheinen beide Freude daran zu haben, von dieser Zeit zu erzählen. Selbst als sie eine Beleidigung einbaut und ihn als Ding bezeichnet, erfolgt das entspannt und beide scheinen gut aufgelegt zu sein:

> MARTHA (laughs, really amused): *I actually fell for him ... it ... that, there.*
> GEORGE: *Martha's a Romantic at heart.* (S. 69 f.)

2. Phase – Martha provoziert George: Erst als Martha erzählt, dass die Verbindung gut in ihren Lebensplan passte, versucht George, sie zurückzuhalten:

> GEORGE (too patiently): *I'd thought you were telling the story of our courtship, Martha ... I didn't know you were going to start in on the other business. [...] and if you start on this other business, I warn you, Martha, it's going to make me angry ... [...] I warn you."* (S. 70)

Seine immer deutlicher werdenden Warnungen stacheln sie jedoch noch mehr an. Sie erzählt, dass George nicht das Zeug zur Leitung der historischen Abteilung, geschweige denn des ganzen Colleges hatte. George wendet sich schließlich ab und steht mit dem Rücken zu den anderen an der Bar. Offensichtlich will sie ihn aufstacheln und wendet sich trotz seiner Bitte, aufzuhören, immer wieder an ihn: "You getting angry, baby? Hunh? [...] You getting angrier?" (S. 71). Noch einmal bittet er sie, aufzuhören, aber „viciously triumphant" fährt sie fort:

In fact he was sort of a ... (Spits the word at George's back) ... *a FLOP! A great* ... *big* ... *fat* ... *FLOP!* (S. 71)

3. Phase – George verliert die Nerven: George weiß sich gegen ihre Provokationen nicht mehr mit Worten zu helfen, knallt eine Flasche an die Bar und steht dann mit dem aufgebrochenen Flaschenhals in der Hand da, als ob er damit auf Martha einschlagen und sie verletzen möchte. Zu einer Gewalttat kann er sich jedoch nicht durchringen und damit Martha auch keinen echten Schrecken einjagen. Seine erneute weinerliche Bitte, aufzuhören, lässt sie in ihrem Vorgehen noch sicherer werden. Schließlich beginnt George in kindlicher Verzweiflung „Who's Afraid of Virginia Woolf?" zu singen. Martha versucht jedoch, ihn mit ihren Beschimpfungen zu übertönen.

Martha gewinnt dieses Duell: Vor dieser Szene erzählt Martha sehr gedankenverloren von ihrer Vergangenheit. Man erfährt von ihrer ersten kurzen Heirat mit dem Gärtnerjungen, die annulliert wurde, von der Zeit in der Schule für höhere Töchter, und man bekommt einen Eindruck von ihrer nicht sehr glücklichen Jugend, die sie alleine mit ihrem Vater verbrachte. Während sie all dies erzählt, kommen auch alte Verletzungen an die Oberfläche, die sie sich selbst jedoch nicht eingesteht. Nur ihren aufgestauten Hass auf George lebt sie schließlich in der vorliegenden Szene rücksichtslos aus. Sie will mit ihm kämpfen und eine Veränderung der Situation provozieren. Seine Warnungen machen ihr keine Angst und auch als er offensichtlich aufgibt – er bittet sie, aufzuhören, dreht sich schließlich weg, wird weinerlich – setzt kein Mitfühlen ein und sie lässt sich von ihren negativen Emotionen forttragen. Dabei gibt sie auch etwas über ihre eigenen Probleme preis. Georges Misserfolg hat ihre Mädchenträume zunichte gemacht. Sie hatte offensichtlich gehofft, durch ihn ihrem Vater einen Gefallen zu tun, und sie wollte einen

Mann, zu dem sie stolz hätte aufblicken können. Jemanden, der es in der Realität zu etwas bringt und der nicht nur über die Welt nachdenkt.

Auch innerhalb der Szene enttäuscht George Marthas Erwartungen. Anders als in der Gewehr-Szene, in der er die Kontrolle behält und sie ihn dafür bewundert, fällt ihm hier nichts ein, um sie effektiv zu bekämpfen. Er gibt vielmehr auf und versucht, sie durch das Singen auf kindische Weise zum Schweigen zu bringen. Als Martha am Ende der Szene den Raum verlässt, empfindet sie keinerlei Respekt, nur Verachtung für sein Verhalten. Sie hat das Duell gewonnen, aber sie ist nicht glücklich darüber.

George kann auf Marthas Regelverstoß nicht adäquat reagieren: Als George zu Beginn der Szene den Raum betritt, ist er noch guter Laune und spielt Marthas Spiel mit, solange sie von der Anfangszeit ihrer Beziehung spricht. Für den Zuschauer wird zunächst nicht klar, warum er plötzlich umschwenkt. Es scheint eine Regel, eine stille Übereinkunft zu geben, dass über das Andere („on the other business" S. 70) nicht gesprochen wird. George stellt Marthas Regelverstoß auf die gleiche Stufe wie das Sprechen über den Sohn. Die Tatsache, dass sie vor den Gästen erzählt, dass er ihre ganz persönlichen Erwartungen an ihr gemeinsames öffentliches Leben nicht erfüllen konnte, macht ihn völlig hilflos. Er kann sie weder verbal in die Schranken weisen, noch attackiert er sie mit der halb zerbrochenen Flasche – diese kraftlose Geste spiegelt lediglich seinen erfolglosen Versuch, die Situation zu meistern. Am Schluss bleibt nur hilflose, trotzige Verzweiflung. In dieser Szene, deren letzte Hälfte ganz von Martha dominiert wird, zeigt sich, dass George sein berufliches Versagen, von dem er zuvor noch recht gelassen erzählt hat, genau dann nicht gleichgültig ist, wenn es darum geht, dass er dadurch Marthas Lebenstraum zerstört hat. Die Verknüpfung mit der Erzählung Marthas über ihre Jugend gibt den beruflichen Problemen eine viel existenziellere Dimension. George wird auch an seine eigenen Träume erinnert, die er als junger Mann hatte und die sich nicht erfüllt haben. Dass es auch bei ihm solche Träume gab, erwähnt er zuvor im Gespräch mit Nick („Dashed hopes, and good intentions." S. 27). Martha provoziert verdrängte Gedanken, die offensichtlich in dem bisherigen Ritual des Sprechens über die Vergangenheit zugedeckt worden sind, über das zwischen George und ihr stille Übereinkunft herrschte. Sie ändert die Regel und George kann hier noch nicht darauf reagieren. Später erfahren wir, dass sie aber genau das von ihm will („George [...] who keeps learning the games we play as quickly as I can change the rules" S. 152). Hier ist er nicht in der Lage dazu, er reagiert kindlich verletzt und nicht so, wie sie es von einem Mann erwartet, und deshalb verachtet sie ihn.

Schlussszene des zweiten Aktes: Akt II, Szene 11

Die Szene als Höhepunkt des Aktes „Walpurgisnacht":
Diese letzte Szene des zweiten Aktes bildet zugleich den vorläufigen Höhepunkt des bisherigen Geschehens. Der Akt ist mit „Walpurgisnacht" überschrieben und dieser Name erweckt Vorstellungen von **Ritualen des Bösen** und wilden sexuellen Orgien. Im Verlauf des Aktes sind dem Zuschauer bereits Szenen, die man den beiden Bereichen zuordnen kann, präsentiert worden. „Humiliate the Host" und „Get the Guests" waren boshafte „Spiele" ohne Menschlichkeit und Marthas sexuelle Annäherung an Nick hatte nichts mit Zuneigung, sondern lediglich mit Lust und Rachegedanken zu tun.

In den Szenen zuvor ist die Spannung mehr und mehr gewachsen. Martha konnte George – zumindest nach außen hin – nicht provozieren und hat es auch durch ihre schamlose Annäherung an Nick nicht geschafft, George eifersüchtig zu machen. Er hat die Situation vielmehr eskalieren lassen und mit seiner Gleichgültigkeit und Verachtung Marthas Vorgehen unumkehrbar gemacht – so folgt sie Nick in die Küche, während George alleine im Wohnzimmer bleibt. Zunächst versucht er noch, ruhig zu bleiben, und liest laut aus dem Buch vor, mit dem er sich in den Sessel gesetzt hatte. Schon bald kann George die Spannung nicht mehr aushalten und lässt seiner aufgestauten Wut freien Lauf, indem er das Buch in die Türglocken schleudert.

George beginnt seine Aggressionen auszuleben: Aufgeweckt von dem Lärm der Glocken kommt Honey im Halbschlaf und immer noch betrunken herein. Sie ignoriert Georges Aufforderung, ihn in Ruhe zu lassen, und sagt, dass sie die Glocken, die sie als „Poe-bells“[13] bezeichnet, geweckt hätten. Noch ganz in ihre Träume versunken erzählt sie, wie sie Geräusche hörte, die George, mehr zu sich selbst gesprochen, mit „sound of bodies“ (S. 140) bezeichnet, womit er auf Martha und Nick in der Küche anspielt. Sie hört ihm gar nicht zu und spricht von der Angst, die sie empfunden habe. Ohne Honey weiter zu beachten, wendet sich George an Martha, als ob sie im Zimmer wäre. Seine Verletztheit und seine Rachegedanken kommen zum Ausdruck (“I'm going to get you … Martha.” S. 140). Honey erzählt währenddessen, wie sie nackt und frierend dalag und jemand kam, mit dem sie nichts zu tun haben wollte. Nun geht George wieder auf sie ein und will ihr bewusst machen, was Nick und Martha gerade tun. Honey jedoch hört ihm nicht zu und ruft, ganz in ihrem Traum gefangen:

> *I DON'T WANT ANY […] CHILDREN. … I … don't … want … any … children. I'm afraid! I don't want to be hurt. … PLEASE!* (S. 141)

Plötzlich versteht George Honeys Verhalten („the whole business … the headaches … the whining … the …“ S. 141). Offensichtlich führt er ihre geringe Belastbarkeit und ihr kindliches Verhalten darauf zurück, dass sie krankhaft auf die Verhütung einer Schwangerschaft fixiert ist. Es interessiert ihn nun, ob Nick davon wisse. Honey, die nicht realisiert, worum es geht, fürchtet sich plötzlich auch vor George, der ihr jedoch versichert, es bestimmt nicht auf sie abgesehen zu haben, auch wenn er für einen Augenblick mit dem Gedanken spielt, sich nun seinerseits an Honey heranzumachen. Als er sie danach fragt, welche Verhütungsmethode sie anwende, wird ihr wieder schlecht und sie fragt in Panik nach Nick und bittet um etwas zu Trinken. George, der glaubt, ihren Rückzug in die Kindlichkeit nun durchschaut zu haben, hat keinerlei Mitleid mit ihr. Als man aus der Küche Marthas Lachen und das Zerbrechen von Geschirr hört, will er Honey zwingen, die Realität zur Kenntnis zu nehmen, und auch als sie sich wehrt ("I don't want to know anything!" S. 142), fährt er fort. Allerdings spricht er nicht nur zu Honey, sondern formuliert seine eigenen bitteren Gedanken zu Marthas und Nicks Vorgehen, denen sein Gegenüber nur teilweise folgen kann. Er bezeichnet die Vereinigung der beiden als „sort of a dry run for the wave of the future" (S. 142), als Probelauf für Nick, dem die Zukunft gehöre, und er konstatiert nüchtern, dass es zwei Reaktionsmöglichkeiten gebe, wenn Menschen die Gegenwart nicht mehr ertragen könnten ("either they turn to a contemplation of the past, as I have done, or they set about to ... alter the future." S. 142). Damit ordnet er sich selbst der Vergangenheit zu und sieht sich als jemanden, der passiv verharrt und diejenigen, die etwas ändern wollen, gewähren lässt, was genau seinem Verhalten in Bezug auf Marthas Affäre mit Nick entspricht. Dass er dies jedoch nicht tun kann, ohne aggressiv zu werden, sieht man an seinem Verhalten Honey gegenüber. Seine laute Anspielung auf die von ihr zuvor zitierten Glocken ("And when you want to change something... you BANG! BANG! BANG! BANG!" S. 142) lässt sich auch als grobe sexuelle Anspielung verstehen. Er bringt Honey dadurch aus der Fassung, geht jedoch noch weiter, wenn er sie direkt als „simpering bitch"

(S. 143) bezeichnet und ihr vorwirft, keine Kinder bekommen zu wollen. George steigert sich immer mehr hinein und um ihn abzulenken und damit er sie endlich in Ruhe lässt, fragt Honey immer wieder eindringlich, wer an der Tür geläutet habe.

Georges Aggressionen führen zu dem Plan, den Sohn sterben zu lassen: Damit bringt sie George plötzlich auf eine Idee, die, wie die Regieanweisungen (*"his jaw drops open … he is whirling with an idea […] his mind racing ahead."* S. 143) zeigen, erst noch Gestalt annehmen muss. Doch schließlich ruft er – nicht an Honey, sondern wieder an Martha gewandt – seine Gedanken aus ("I'VE GOT IT! I'VE GOT IT, Martha …! Somebody with a message … and the message was … our … son […] is … DEAD!" S. 143 f.). Honeys Erschütterung darüber ist ihm völlig gleichgültig. Er braucht eine Weile, bis er sich im Klaren ist, wie es weitergehen soll. Wiederholt sagt er, dass Martha noch nichts davon wisse, und er möchte auch nicht, dass Honey ihr etwas davon erzählt. Er wolle es ihr selbst „in good time" (S. 144) sagen. Honey wird wieder schlecht, was George völlig abwesend und unpassend mit "That's nice." (S. 144) kommentiert. Erneut hört man Marthas Lachen aus der Küche und nur das beschäftigt George. Auf Honeys "I'm going to die." erwidert er nur "Good … good … you go right ahead." (S. 144) und dann probt er ganz leise, wie er Martha die traurige Nachricht überbringt ("It's about our … son. He's dead. Can you hear me, Martha? Our boy is dead." S. 145). Seine Idee ist ausgereift, er weiß nun, wie er Martha aus der Fassung bringen wird. Aber er kann sich über den bevorstehenden Schachzug nicht wirklich freuen, was seine Reaktion am Ende der Szene zeigt, wenn es in der Regieanweisung heißt: *"He begins to laugh, very softly … it is mixed with crying."* (S. 145).

Charakterisierung von Honeys Verhalten in dieser Szene:
Wie schon die Analyse des Gesprächsverlaufs zeigt, ist George zwar derjenige, der das Gespräch dominiert, aber Honey gibt ihm, wenn auch unbewusst, jeweils die entscheidende Wendung. Bevor sie kommt, weiß George nicht mehr weiter und seine Aggressionen entladen sich wenig zielgerichtet. Zwar hört er ihr am Anfang nicht zu, aber ihr Traum bringt ihn schließlich auf neue Gedanken. Auch Honey geht auf George nicht ein. Sie will ihre schrecklichen Visionen loswerden und kann ihre tief sitzende Angst davor, geschwängert zu werden, nicht mehr für sich behalten. Es geht ihr nur um sich selbst und sie will von dem, was in der Küche vor sich geht, nichts hören. Sie nimmt George, zumindest in der ersten Hälfte der Szene, nicht wirklich wahr und kann auch später seinen Gedanken nicht folgen, was ihre spärlichen und hilflosen Erwiderungen auf Georges Ausführungen und Angriffe zeigen. Als sie immer wieder darauf drängt zu erfahren, wer an der Tür gewesen sei, ist sie es, die George auf den Gedanken bringt, den Sohn sterben zu lassen. Ihr geht es hier jedoch nur darum, endlich ihre Ruhe vor dem, was sich in der Realität abspielt, zu haben. Im letzten Teil der Szene, als George seine Idee konkretisiert, wird Honey immer unwichtiger. Auf die Nachricht, dass der Sohn gestorben sei, die Honey an dieser Stelle ja glauben muss, reagiert sie zwar erschüttert, hat aber nichts dazu zu sagen und zieht sich schließlich wieder auf sich selbst und ihre eigene Befindlichkeit zurück, wenn sie sagt "I'm going to be sick." und "I'm going to die." (S. 144).

Charakterisierung von Georges Verhalten in dieser Szene:
Zu Beginn der Szene ist George hilflos und kann mit seinen aufgestauten Aggressionen nicht angemessen umgehen. Er tut dem Zuschauer leid, auch wenn man zu diesem Zeitpunkt noch nicht ganz versteht, warum er Martha nicht davon abgehalten hat, mit

Nick zu schlafen, was sie ja offensichtlich von ihm erwartete. Seine Reaktion auf die hilflos wirkende Honey lässt ihn dann jedoch sehr schnell boshaft erscheinen. Er will sie unbedingt dazu zwingen, sich der Realität zu stellen. Man kann hier noch nicht verstehen, dass er jeglicher Lebenslüge den Kampf angesagt hat, sondern empfindet sein Vorgehen als übertrieben brutal. So erweckt Honeys traurige Enthüllung, dass sie sich vor einer Schwangerschaft fürchte, keinerlei Mitleid bei ihm. Er verachtet sie sogar für ihren infantilen Rückzug vom Leben, den er nun ganz durchschaut ("You going to throw up again? You going to lie down on the cold tiles, your knees pulled up under your chin, your thumb stuck in your mouth ...?" S. 141). Wenn er sie dann auch noch als „simpering bitch" (S. 143) bezeichnet, wirkt das angesichts der verzweifelten psychischen Lage, in der Honey sich offensichtlich befindet, wenig nachvollziehbar und von Grund auf böse. Allerdings spürt man stets, dass George, indem er Honey verletzt, seine eigene Verletzung überdecken will. Er leidet und weiß noch nicht, wie er sich an Martha rächen kann, und so lebt er seine Aggressionen an Honey aus. Erst als er den Plan entwickelt, den Sohn sterben zu lassen, gewinnt er wieder Boden unter den Füßen. Er spricht mit der abwesenden Martha und lenkt seine Energie wieder auf sie. Honey spielt nun keine Rolle mehr für ihn. Allerdings wirkt er für den Zuschauer, der unter Umständen noch nicht ahnt, dass es den Sohn gar nicht gibt, jetzt zwar ruhiger, aber noch boshafter als zuvor. Verwirrend ist dann jedoch das Schlussbild, als sich Georges Lachen, das ja zunächst hinterhältig wirkt, mit Weinen mischt. Es fällt ihm offensichtlich selbst nicht leicht, den Traum, den er und Martha so lange gelebt haben, brutal zu zerstören. Aber er sieht keine andere Möglichkeit, aus der Sackgasse zu gelangen, in die sie geraten sind.

Die dramatische Funktion der Szene: Diese letzte Szene des zweiten Aktes dient unter anderem dazu, vor allem **Honey** weiter zu **charakterisieren**. Alle Beteiligten sind bisher in ihren Schwächen und Martha, Nick und George auch in ihrer Grausamkeit und Skrupellosigkeit gezeigt worden. Honey wurde bisher vor allem als farbloses, passives Opfer dargestellt. In dieser Szene wird sie dem Zuschauer nun auch als Frau präsentiert, die ihrem Mann nicht die Wahrheit sagt und die ganz auf sich fixiert ist. Damit ist sie nicht mehr nur ein positiver und bedauernswerter Charakter. Bei George zeigen sich keine grundlegend neuen Charaktereigenschaften. Seine Grausamkeit, aber auch seine zeitweise Hilflosigkeit hat der Zuschauer bereits zuvor erlebt. Auch seinen scharfen Verstand, wie er sich in seinen philosophisch anmutenden Äußerungen zeigt, konnte man schon in vorangegangenen Szenen bewundern. In seiner Verachtung für Honey lässt sich allerdings eine neue Dimension seiner Absage an Heuchelei ausmachen, die er schon in dem Spiel „Get the Guests" anprangert, wenn er sagt "I hate hypocrisy" (S. 119).

Neben den neuen Facetten der Charakterisierungen dient die Szene jedoch in erster Linie dazu, dem **Handlungsverlauf** am Ende dieses Aktes eine **neue Richtung** zu geben. Nachdem Martha durch ihren Ehebruch zumindest oberflächlich die dominierende Rolle übernommen hat, ist nun George derjenige, der einen Plan für das weitere Vorgehen entwickelt. Dass Martha nichts davon weiß, ist eine weitere Steigerung der bereits stattgefundenen Verletzungen der Regeln, nach denen George und Martha offensichtlich leben. Begonnen mit den Verletzungen hat Martha, als sie den Sohn Honey gegenüber erwähnte. Nun greift George dieses Motiv auf und läutet damit die Endrunde der ritualisierten Spiele ein.

Der Höhepunkt des Dramas: Akt III, Szene 5

Die Geschehnisse unmittelbar vor dem Ritual „The Exorcism“: Am Ende des zweiten Aktes fasst George den Entschluss, den Sohn sterben zu lassen. Er teilt dies Martha jedoch nicht sofort mit, sondern schafft erst erneut eine **ritualisierte Spielsituation**. Der Akt ist mit „The Exorcism“ überschrieben, was auf das kirchliche **Ritual der Teufelsaustreibung** verweist, das dazu dienen soll, den Besessenen zu heilen. Der Beginn dieses Aktes ist jedoch noch ganz in dieser Welt verhaftet. Nick war nicht in der Lage, den Geschlechtsakt zu vollziehen, und muss sich nun Marthas und auch Georges groben Spott gefallen lassen. Die beiden kommen sich dabei scheinbar näher, denn Martha zieht nun offenbar wieder ihren Ehegatten ihrer Affäre vor. Allerdings geht George auf ihre Annäherungsversuche nicht ein und bemüht sich um Distanz, wenn er sie etwa mit den Blumen, die er ihr aus dem Garten gebracht hat, bewirft. Er kündigt ein neues Spiel an, „Bringing up Baby“, und schickt Nick hinaus, um Honey zu holen. Als sie alleine sind, zeigt Martha sich verletzlich und möchte George davon abbringen, weiterzumachen, aber er will sie einstimmen auf das Ritual, das er sich ausgedacht hat, und provoziert sie verbal und physisch, bis sie bereit ist „to play this one to the death.“ (S. 166). Ganz in Kampfstimmung, „a bit like a fighter“, sagt sie “I’m ready for you.” (S. 167), bevor Nick mit Honey hereinkommt.

George stimmt die anderen auf das Spiel ein: Die zwischen Martha und George aufgebaute Spannung wird durch die betrunkene Honey, die fröhlich herumhüpft und behauptet, ein Häschen zu sein, zunächst wieder gelöst. George bittet dann wie ein Spielleiter zum letzten Spiel. Vor Beginn unterbricht Honey ihn noch und versichert, dass sie sich an nichts – damit meint sie wohl das Telegramm – erinnern werde. George fasst zunächst die Geschehnisse des Abends unter dem Begriff „fun and games“

(S. 168) kurz zusammen. Honey fügt zu den Spielen „curl-up-on-the-floor“ und „Snap the Dragon“, die er erwähnt, noch das Spiel „peel the label“ hinzu. Damit gibt sie George das Stichwort für einen weiteren philosophischen Gedankengang, der auf das, was er in dem geplanten Ritual vorhat, verweist.

> GEORGE: *We all peel labels, sweetie; and when you get through the skin, all three layers, through the muscle, slosh aside the organs [...] and get down to bone [...] you haven't got all the way, yet. There's something inside the bone ... the marrow ... and that's what you gotta get at.* (A strange smile at MARTHA.) (S. 169)

Sein abschließendes Lächeln in Marthas Richtung zeigt, dass er damit vor allem sie anspricht. Er will sie im Mark, in ihrem Innersten treffen. Die Metapher, die er verwendet, zeigt, dass dieses Abstreifen der äußeren Hülle, die für die Lebenslüge steht, ein schmerzhafter Prozess sein wird. Geschickt lenkt er dann das Gespräch auf den Sohn und da Martha nicht von ihm sprechen will, beginnt er selbst von ihm zu erzählen. Er provoziert Martha, indem er sie unter anderem bezichtigt, sich unzüchtig an den Jungen herangemacht zu haben, und hat sie damit da, wo er sie haben will.

Das Spiel beginnt: Als habe sie es schon oft wiederholt und auswendig gelernt, rezitiert Martha die Geschichte ihres Kindes. Sie ist ganz in ihrer Erzählung verhaftet und stellt die Geschehnisse völlig realistisch dar. An einigen Stellen bringt George die Erzählung durch ein Stichwort, eine Frage oder eine Richtigstellung voran, ohne Martha jedoch wirklich zu unterbrechen. Die Geschichte, die offensichtlich beide bis ins Detail kennen, handelt davon, wie sehr sich Martha ein Kind gewünscht habe, von der Geburt, dem Zimmer des Jungen, seinen Spielsachen und seinem Aussehen. Nachdem sie ihn als wunderschönen Jungen beschrieben hat, ergänzt George ihre Ausführungen nicht mehr, sondern beginnt mit der Rezitation einzelner Sätze aus der katholischen Totenmesse auf lateinisch. Martha lässt sich davon jedoch nicht unterbrechen und erzählt, wie sich der Junge einmal auf einer Wiese den Arm gebrochen habe und sie es gewesen sei, die ihn, das arme Lamm („the poor lamb" S. 175) – ein Bild aus dem Bereich des Christentums – getragen habe, während George hilflos neben ihnen hergelaufen sei. Dann malt sie das Bild einer Familienidylle, in der der Sohn die Funktion hat, zwischen den Eltern zu stehen und sie damit vor der Konfrontation von Georges Schwäche und ihrer Stärke zu bewahren.

> MARTHA: *And as he grew ... and as he grew ... oh! so wise! ... he walked evenly between us ...* (She spreads her hands.) ... *a hand out to each of us for what we could offer by way of support, affection, teaching, even love ... and these hands, still, to hold us off a bit, for mutual protection, to protect us all from George's ... weakness ... and my ... necessary greater strength ... to protect himself ... and* us. (S. 175 f.)

Honey ist von Marthas emotionalen Ausführungen so angerührt, dass sie sich ein Kind wünscht ("I want a child. I want a baby." S. 176). Ob sich damit bei ihr eine andauernde Bewusstseinsveränderung ankündigt, bleibt allerdings bis zum Schluss des Dramas unklar. Die Hoffnung auf eine Verbesserung der Beziehung von Nick und Honey ist hier jedoch angelegt.

Der letzte Kampf zwischen George und Martha: Martha fährt in ihrer Erzählung fort, aber die von ihr bisher aufgezeigte Idylle bekommt nun Risse ("Of course, this state, this perfection ... couldn't last. Not with George ... not with George around. [...] A drowning man takes down those nearest." S. 176 f.). Sie beginnt, von den Problemen zu erzählen, und George bestärkt sie darin. Aber sie bricht plötzlich ab und behauptet: "He is fine, everything is fine." (S. 177). George akzeptiert ihren Rückzug jedoch nicht und da sie sich weigert, weiter zu erzählen, provoziert er sie erneut, indem er ihre Fehler darstellt. Er spricht ihr Alkoholproblem an, was als Provokation aber noch nicht ausreicht. Erst als er respektlos über ihren Vater spricht („who really doesn't give a damn whether she lives or dies, who couldn't care less *what* happens to his only daughter." S. 178) und davon, dass der Sohn sich nicht als Waffe gegen seinen Vater habe missbrauchen lassen und bei dem Vater nach einer gesunden Art von Liebe gesucht habe („... that wasn't mixed with sickness" S. 178), erwacht Marthas Kampfgeist erneut. Sie greift an und erzählt, dass der Sohn sie sogar gefragt habe, ob er tatsächlich von George sei, weil er seinen Vater nicht mehr akzeptieren konnte („the shabby failure his father had become" S. 178). An dieser Stelle verschwimmt nun auch für George die Grenze zwischen Realität und Illusion. „Lies!" (S. 179) ruft er als Erwiderung und als sie behauptet, der Sohn schreibe nur ihr Briefe, tritt er in den Wettstreit mit ihr und behauptet seinerseits, er habe stapelweise Briefe. Sie werfen sich dann gegenseitig vor, Schuld daran zu sein, dass der Sohn nicht nach Hause kommen wolle, und der Streit gipfelt in Georges Aussage „A son who is, deep in his gut, sorry to have been born." (S. 179).

Die Austreibung der Illusion: Doch plötzlich verlässt George die alte, eingefahrene Ebene des grenzenlosen Streits, während Martha darin verhaftet bleibt. Sie erzählt ganz im Stil des bisherigen Umgangstons weiter, wie sie versucht habe, den Sohn innerhalb dieser krankhaften Beziehung zu beschützen. George jedoch rezitiert nun wieder die lateinische Totenmesse und übertönt Martha damit. Sie hören gleichzeitig auf. Honey, die ja vom vermeintlichen Tod des Sohnes weiß, kann Georges Vorgehen nicht mehr ertragen, aber George ist nun wieder ganz Herr der Lage und begegnet den anderen mit Zynismus, der Honey und eventuell auch dem Zuschauer, falls er die Wahrheit noch nicht ahnt, ganz besonders boshaft erscheinen muss. Er erzählt von der schlechten Nachricht, die er vorhin, als Martha mit Nick alleine gewesen sei, erhalten habe. Damit stellt er eine Verbindung zwischen der Todesnachricht und dem Ehebruch her. Martha ahnt, dass es um etwas Schreckliches geht, und will Gewissheit, aber George zieht die Mitteilung in die Länge und steigert so die Spannung immer mehr, bis er schließlich sagt:

> *Martha …* (long pause) *… our son is … dead.* (Silence.) *He was … killed … late in the afternoon …* (Silence.) (A tiny chuckle.) *on a country road, with his learner's permit in his pocket, he swerved, to avoid a porcupine, and drove straight into a […] large tree.* (S. 183)

Er stellt den Tod genau so dar, wie er es in der „bergin-story" (II, 1) erzählt hat, von der Martha behauptete, es sei Georges eigene Geschichte. Es bleibt unklar, ob auch diese Geschichte Teil der Illusion ist oder ob es sich um wahre Begebenheiten handelt. Georges zur Schau getragenes Vergnügen beim Erzählen spricht jedoch dafür, dass es sich auch hier um eine Erfindung handelt, eine Lebenslüge, die er gleich mit austreiben will. Martha reagiert auf die Mitteilung vom Tode des Sohnes fassungslos und fast hysterisch. Er könne dies nicht alleine entscheiden, ruft sie mehrfach und geht auf George los. Nick hält sie zurück, bis sie mit einem Schrei aufgibt („MARTHA *(a howl which weakens into a moan)*: NOOOOOOoooooo." S. 185). Nick versucht ihr klarzumachen, dass George nichts dafür könne, hat aber kein Verständnis für Georges Zynismus, der auf Marthas Frage, wo das Telegramm denn sei, behauptet, es gegessen zu haben ("GEORGE *(barely able to stop exploding with laughter)*: I … ate … it." S. 185). Erst als George erneut auf die Regeln verweist ("YOU KNOW THE RULES, MARTHA! FOR CHRIST'S SAKE, YOU KNOW THE RULES!" S. 186), beginnt er langsam zu verstehen, dass dies nur ein weiteres von Marthas und Georges Spielen ist. Martha versucht noch, gegen George anzukämpfen und ihm das Recht abzusprechen, den Sohn zu töten, aber insgeheim hat sie schon aufgegeben und spricht schließlich, wie es in der Regieanweisung heißt, mit großer Traurigkeit angesichts des Verlusts (S. 187). Nun schwinden auch Georges Zynismus und seine Aggressivität:

> GEORGE (tenderly): *I have the right, Martha. We never spoke of it; that's all. I could kill him any time I wanted to. [...] You broke our rule, baby. You mentioned him ... You mentioned him to someone else.* (S. 187)

In ihrer darauf folgenden Verteidigungsrede zeigen sich Marthas ganze Verletztheit und Verlorenheit.

> MARTHA (crying): *I FORGET! Sometimes ... sometimes when it's night, when it's late, and ... and everybody else is ... talking ... I forget and I ... want to mention him ... but I ... HOLD ON ... I hold on ... but I've wanted to ... so often ... oh George, you've* pushed *it ... there was no need ... there was no need for* this. *I* mentioned *him ... all right ... but you didn't have to push it over the EDGE. You didn't have to ... kill him.* (S. 187)

George weiß, dass sie sich ihrem Schicksal ergeben hat. Die abschließenden Worte des Rituals, die Bitte um den ewigen Frieden und die Erleuchtung, spricht er im Wechsel mit Honey wieder auf lateinisch. Auf Marthas letztes "That wasn't ... needed." (S. 188) antwortet niemand mehr und es folgt eine lange Stille. George beendet nun den Abend. Nick fragt noch, ob Martha keine Kinder bekommen könne, worauf erst George, dann Martha, nun offenbar einig, antworten: "GEORGE: *We* couldn't. MARTHA *(a hint of communion in this)*: *We* couldn't." (S. 188). Nick möchte vor dem Hinausgehen noch etwas sagen, aber George will kein Gespräch mehr über das, was geschehen ist, und wünscht ihnen nur eine gute Nacht. Zurück bleiben George und Martha, die nun ohne die Illusion weiterleben müssen.

Die vorletzte Szene als kunstvoller Höhepunkt des Geschehens: Wie die Analyse des Gesprächsverlaufs zeigt, schafft es Albee, die Spannung fast bis zum Schluss aufrechtzuerhalten. Auch wenn der Zuschauer schon ahnen mag, dass der Sohn nicht real ist, bleibt unklar, wie George es schaffen kann, Martha von ihrer Illusion, ihrer Besessenheit, zu befreien. Albee wählt die Form des Rituals. Dabei ist das **Ritual des Exorzismus** nur der **Höhepunkt des** zuvor angelegten **ritualisierten Umgangs** von George und Martha. Die Spiele, die sie vorher spielen, sind bereits solche Rituale. Alles, was mit dem Sohn zu tun hat, geht jedoch über die Spiele aus anderen Lebensbereichen hinaus. Über dieses Thema haben sie bis zu diesem Abend mit niemandem gesprochen und Marthas Rezitation der Geschichte des Sohnes in dieser Szene zeigt, wie vollständig die Illusion von dem Kind ist, und sie zeigt auch, dass Martha in diesem Bereich die Grenze zwischen Illusion und Wirklichkeit nicht mehr ziehen kann. Deshalb muss George hier die Führungsrolle übernehmen und die Illusion zerstören. Er fasst den Entschluss, den Sohn zu töten, und zwar während Martha mit Nick den Ehebruch begeht und er zutiefst verletzt ist. Rache spielt hier sicher auch eine Rolle, aber es vergeht eine Weile bis zu dieser Szene und sein überlegtes Vorgehen deutet darauf hin, dass er sich hier der ganzen Dimension und Verantwortung seines Handelns bewusst ist. Wie aggressiv und schonungslos er auf Honeys und Nicks Lebenslügen zuvor reagiert hat, hat bereits gezeigt, dass er keine Illusionen mehr dulden würde, und so ist die **Zerstörung der Lebenslüge**, die er und Martha sich im Laufe der Jahre aufgebaut haben, nur konsequent. Dies fällt ihm nicht leicht und er kann seine überlegene Position nicht während der ganzen Szene durchhalten. Der alte, kämpferische George, der Martha nicht Recht geben kann, wenn sie etwas Schlechtes über ihn sagt, und der schließlich auch seinen Triumph nicht verbergen kann, wenn sein Plan aufgeht und er Martha verletzt, zeigt sich in der Szene mehrmals. Durch die Übernahme des vorgegebenen lateinischen Rituals gewinnt er jedoch wieder genug Distanz, die er braucht, um seinen Plan bis zum Ende durchzuhalten und damit Martha und sich selbst eine neue Chance zu geben. Honeys plötzlicher Ausruf, dass sie ein Kind wolle, deutet auch die Möglichkeit an, dass dieses junge Paar, das Gefahr lief, ein ebenso verlogenes Leben zu führen, nun ebenfalls einen neuen, ehrlicheren Weg gehen könnte. Weniger klar bleibt die Verknüpfung der Geschichte vom Tod des Sohnes mit den Umständen aus der „bergin-story“: Hier bringt George einen Aspekt aus seiner eigenen Lebensgeschichte ein, von dem aber nicht gesagt wird, ob er tatsächlich Teil von Georges Biografie oder lediglich eine Illusion aus Georges nie veröffentlichtem Roman ist.

Rezeptionsgeschichte

Bevor *Who's Afraid of Virginia Woolf?* am 13. Oktober 1962 im *Billy Rose Theatre* in New York zur Aufführung kam, war Albee in Theaterkreisen als unkonventioneller Autor vor allem von *Zoo Story* und *The American Dream* bereits bekannt. Mit dem eher konventionellen Theater am Broadway hatte er bis dahin nichts zu tun gehabt, aber seine Produzenten Richard Barr und Clinton Wilder überzeugten ihn davon, dass *Who's Afraid of Virginia Woolf?* an den Broadway gehörte. Die Presse machte schon vor der Aufführung viel Wirbel um die Tatsache, dass Albee jetzt den Schritt hin zum „echten" Theater wagte. Das Stück selbst war von Anfang an umstritten, hatte aber trotz einiger vernichtender Kritiken großen Erfolg: 18 Monate lang wurde es am Broadway gespielt – eine beachtliche Zeit für ein Sprechstück von 3 1/2 Stunden Länge. Die in den Rezensionen zum Ausdruck gebrachten Meinungen reichten von dem völligen Verriss im *New York Mirror* ("Virginia Woolf is a sick play about sick people who belong in a sanitarium, with filthy vicious dialogue and three lengthy and repetituous acts, though well-staged."[14]) hin zu großem Lob, etwa im *Observer* ("Albee is the only new dramatist of sustained ability to appear in America over a decade."[15]). Diejenigen, die das Stück ablehnten, taten dies unter anderem wegen der „dreckigen", „gewagten" Sprache, aber sogar diese Kritiker mussten oft Albees Fähigkeit anerkennen, glaubwürdige Dialoge spannend zu gestalten. Bald gab es nicht mehr nur – wie bei Albees früheren Stücken – Rezensionen in den Zeitungen, sondern es begann die akademische Auseinandersetzung mit Albees Werk.

Einige Kritiker sahen in Albee eine Gefahr für die amerikanische Gesellschaft, da sie ein Stück wie *Who's Afraid of Virginia*

Woolf? als Angriff auf die Werte Ehe und Familie betrachteten. Auch Albees Homosexualität verstellte hier manchmal den objektiven Blick auf das Werk. Viel positiver als in Amerika wurde das Drama in Europa und vor allem in Deutschland aufgenommen und an mehreren Theatern erfolgreich aufgeführt. Albee wurde hier noch stärker den Künstlern der Avantgarde zugerechnet. Aber auch in Amerika hatten viele den glatten Naturalismus und die feinsinnige Psychologie der Broadwayproduktionen satt und begrüßten Albee als Vertreter eines amerikanischen Dramas, das stärker an europäischen Strömungen orientiert war. 1961 veröffentlichte Martin Esslin sein einflussreiches Werk über das absurde Theater,[16] in dem er Albee in eine Reihe mit Beckett, Genet und Ionesco stellte und damit der Gruppe der Autoren des absurden Dramas zuordnete. Zwar gründete sich diese Beurteilung mehr auf die beiden frühen Werke *The Zoo Story* und *The American Dream*, aber auch das wesentlich realistischere *Who's Afraid of Virginia Woolf?* wurde von Esslin dieser literarischen Richtung zugerechnet. Das Drama des Absurden beruht auf einem Gefühl tiefer Desillusionierung, das nach dem Zweiten Weltkrieg in Europa vorherrschend war. In Amerika hatte es aufgrund der weniger traumatisch empfundenen jüngeren Geschichte keine entsprechende Entwicklung gegeben, der Traum vom guten Leben und die konventionellen Werte beherrschten Gesellschaft und Literatur. So wurde Albees Werk, das diese Grundlagen des amerikanischen Optimismus in Frage stellte, in Amerika zunächst abgelehnt und erst nach seiner Anerkennung in Europa quasi als amerikanischer Beitrag zum Theater des Absurden akzeptiert.

1966 kam die Filmversion des Dramas unter der Regie von Mike Nichols in die Kinos. Auch hier fanden sich noch einige konservative Stimmen gegen das Werk, aber insgesamt wurde der Film sehr positiv aufgenommen und erhielt fünf Oscars. Gegenüber dem Bühnenmanuskript mussten wenige Worte geändert werden, weil der abgeschlossene Ort, den Albee dem Drama eigentlich zugedacht hatte, im Film durch eine Szene im Auto und eine Szene in einer Kneipe aufgebrochen wird. Es lässt sich darüber streiten, ob diese Änderung Sinn macht oder nicht; Albee selbst mischte sich kaum in die Verfilmung ein, hielt aber, wie er später in einem Brief anmerkte, die Änderung für überflüssig.[17] Auch die sentimentale Musik war nicht in Albees Sinn. Insgesamt trug der Film jedoch – nicht zuletzt aufgrund der Starbesetzung mit Liz Taylor und Richard Burton als Martha und George sowie George Segal und Sandy Dennis als Nick und Honey – dazu bei, dass Albees Name vielen Millionen von Menschen bekannt wurde und dass dieses Drama ein fester Bestandteil amerikanischer Kultur wurde.

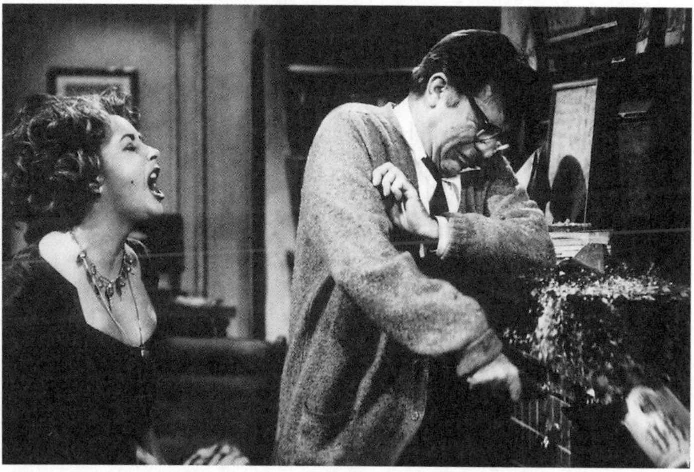

Szenenbild aus der Verfilmung mit Liz Taylor und Richard Burton

Betrachtet man die ernst zu nehmende literaturkritische Auseinandersetzung mit *Who's Afraid of Virginia Woolf?* eingehender, so zeigt sich, dass ein grundlegender Punkt der Diskussion darin besteht, ob Albees Sichtweise pessimistisch oder optimistisch ist. Angesichts des Grades der Zerstörung der dargestellten Beziehungen und der hasserfüllten Art, in der die Protagonisten miteinander umgehen, ist es verständlich, dass manche Literaturwissenschaftler die negativen Seiten von Albees Dramen in den Vordergrund stellen. Nicht zuletzt aufgrund von Albees eigenen Aussagen, wie sie schon im Einführungskapitel zitiert wurden, hat sich jedoch die positive Sichtweise durchgesetzt und das Stück ist auf breiter Ebene anerkannt. Eine der letzten bedeutenden zusammenfassenden Interpretationen findet sich in dem 1987 erschienenen Werk *Understanding Edward Albee* von Matthew C. Roudané. Hier werden auch die optimistischen Züge von Albees Gesamtwerk gewürdigt:

> *A careful viewer or reader will discover that the plays embody an affirmative vision of human experience, one dispelling Albee's reputation as a nihilistic dramatist. Underneath the external action, aggressive texts, and obvious preoccupation with death lies an inner drama that discloses the playwright's compassion for his fellow human beings.*[18]

Dieser aus einiger zeitlicher Distanz und unter Kenntnis aller Kontroversen um Albees Werk getroffenen Aussage können wir uns heute wohl anschließen.

Literaturhinweise

Primärtext

ALBEE, EDWARD: *Who's Afraid of Virginia Woolf?* Reclam: Stuttgart 2000

Diese Ausgabe wurde für alle Seitenangaben herangezogen, die sich auf den Primärtext beziehen.

Biografie

GUSSOW, MEL: *Edward Albee: A Singular Journey*. Applause Theatre Books: New York, London 2001

Mit diesem Buch liegt eine sehr ausführliche Biografie von Edward Albee vor. Sie enthält viele interessante und lesenswerte Details vor allem zu Albees Kindheit und Jugend und bietet auch weniger bekannte Hintergrundinformationen zur Entstehung der Werke.

Monografie

ROUDANÉ, MATTHEW C.: *Understanding Edward Albee*. University of South Carolina Press: Columbia 1987

Der Autor fasst in seiner Monographie Albees Leben zusammen und erläutert seine Dramentheorie. Dabei bezieht er sich unter anderem auf mehrere Interviews, die er mit Albee geführt hat. Vor diesem Hintergrund erfolgt eine wohl durchdachte Analyse und Interpretation des Dramas aus einiger zeitlicher Distanz.

Anmerkungen

1 Roudané: *Albee on Albee*, in: Kolin, Philip C./Davis, J. Madison: *Critical Essays on Edward Albee*. G.K. Hall & Co.: Boston 1986, S. 198
2 ebd., S. 198
3 ebd., S. 2
4 zitiert nach Gussow, S. 15
5 Gussow, S. 178
6 Roudané in Kolin/Davis, S. 196
7 Der Film heißt *Beyond the Forrest*.
8 Das Buch, aus dem er vorliest, heißt *Der Untergang des Westens* von Oswald Spengler (1880–1936), einem deutschen Philosophen. Es wurde 1920 veröffentlicht und wurde sehr populär. Es geht darum, dass die westliche Zivilisation kurz vor dem dekadenten Verfall stehe.
9 Albees Vorbild für beide Männerfiguren ist sein Lebensgefährte Terrence McNally. Von dem Aussehen des damals 19-jährigen Studenten war Albee mehr als hingerissen (siehe dazu Gussow, S. 107).
10 Die Idee für dieses Wortspiel übernahm Albee von einem Graffiti, das in einer New Yorker Kneipe von einem Unbekannten auf einen großen Spiegel gekritzelt worden war (siehe dazu Gussow, S. 87).
11 zitiert nach Gussow, S. 153
12 Die Geschichte basiert auf einer wahren Begebenheit, die Albee aus seiner Jugend als schönes Beispiel für Kameradschaft und Euphorie in Erinnerung hat (siehe dazu Gussow, S. 56).
13 Dies ist eine Anspielung auf E. A. Poes Gedicht „The Bells", in dem es um Todesglocken geht.

14 Giantvalley, Scott: *Edward Albee: a Reference Guide.* G.K. Hall & Co.: Boston 1987, S. 24 – Nr. 19

15 ebd., S. 23 – Nr. 14

16 Esslin, Martin: *The Theatre of the Absurd.* New York, 1961

17 Gussow, S. 242

18 Roudané, S. 7 f.

Ihre Meinung ist uns wichtig!

Ihre Anregungen sind uns immer willkommen. Bitte informieren Sie uns mit diesem Schein über Ihre Verbesserungsvorschläge!

Titel-Nr.	Seite	Vorschlag

Bitte hier abtrennen

Lernen • Wissen • Zukunft
STARK

Bitte hier abtrennen

Zutreffendes bitte ankreuzen! Die Absenderin/der Absender ist:

- ☐ Lehrer/in in den Klassenstufen: ______
- ☐ Fachbetreuer/in
  Fächer: ______
- ☐ Seminarlehrer/in
  Fächer: ______
- ☐ Regierungsfachberater/in
  Fächer: ______
- ☐ Oberstufenbetreuer/in

- ☐ Schulleiter/in
- ☐ Referendar/in, Termin 2. Staatsexamen: ______
- ☐ Leiter/in Lehrerbibliothek
- ☐ Leiter/in Schülerbibliothek
- ☐ Sekretariat
- ☐ Eltern
- ☐ Schüler/in, Klasse: ______
- ☐ Sonstiges: ______

STARK Verlag
Postfach 1852
85318 Freising

Kennen Sie Ihre Kundennummer? Bitte hier eintragen.

Absender (Bitte in Druckbuchstaben!)

Name/Vorname

Straße/Nr.

PLZ/Ort/Ortsteil

Telefon privat

Geburtsjahr

E-Mail

Schule/Schulstempel (Bitte immer angeben!)

Unterrichtsfächer: (Bei Lehrkräften!)

21-V1P

Bitte ausfüllen und im frankierten Umschlag an uns einsenden. Für Fensterkuverts geeignet.

Deutsch Prüfungstraining Literatur

Prüfungstraining Literatur
Liebeslyrik .... Best.-Nr. 1045401
Prüfungstraining Literatur – Baden-Württemberg
Peter Stamm: *Agnes* .... Best.-Nr. 8454001
Prüfungstraining Literatur – Niedersachsen
Christian Kracht: *Faserland* .... Best.-Nr. 3454001
Prüfungstraining Literatur – NRW
Thomas Mann: *Buddenbrooks* .... Best.-Nr. 5454001
Prüfungstraining Literatur – NRW
J. W. v. Goethe: *Iphigenie auf Tauris* .... Best.-Nr. 5454003

Englisch Interpretationen

Albee:
Who's afraid of Virginia Woolf? .... Best.-Nr. 2500101
Atwood: *The Handmaid's Tale* .... Best.-Nr. 2500181
Auster: *Moon Palace* .... Best.-Nr. 2500031
Boyle: *The Tortilla Curtain* .... Best.-Nr. 2500131
Bradbury: *Fahrenheit 451* .... Best.-Nr. 2500141
20th Century English Short Stories .... Best.-Nr. 2500151
Fitzgerald: *The Great Gatsby* .... Best.-Nr. 2500191
Golding: *Lord of the Flies* .... Best.-Nr. 2500051
Hornby: *About a Boy* .... Best.-Nr. 2500201
Huxley: *Brave New World* .... Best.-Nr. 2500281
Ishiguro: *The Remains of the Day* .... Best.-Nr. 2500171
Lee: *To Kill A Mockingbird* .... Best.-Nr. 2500231
Lessing: *The Fifth Child* .... Best.-Nr. 2500071
MacLaverty: *Cal* .... Best.-Nr. 2500161
Priestley: *An Inspector Calls* .... Best.-Nr. 2500081
Russell: *Educating Rita* .... Best.-Nr. 2500061
Salinger: *The Catcher in the Rye* .... Best.-Nr. 2500111
Shakespeare: *Macbeth* .... Best.-Nr. 2500011
Shakespeare: *Much Ado About Nothing* Best.-Nr. 2500241
Shakespeare: *Romeo and Juliet* .... Best.-Nr. 2500041
Shaw: *Pygmalion* .... Best.-Nr. 2500121
Shepard: *True West* .... Best.-Nr. 2500211
Swarup: *Q & A: Slumdog Millionaire* ..... Best.-Nr. 2500271
Williams: *A Streetcar Named Desire* ..... Best.-Nr. 2500221

Englisch Training

Themenwortschatz .... Best.-Nr. 82451
Grammatikübungen .... Best.-Nr. 82452
Übersetzung .... Best.-Nr. 82454
Grundlagen, Arbeitstechniken und
Methoden mit Audio-CD .... Best.-Nr. 944601
Sprechfertigkeit mit Audio-CD .... Best.-Nr. 94467
Sprachmittlung .... Best.-Nr. 94469
Abitur-Wissen
Landeskunde Großbritannien .... Best.-Nr. 94461
Abitur-Wissen Landeskunde USA .... Best.-Nr. 94463
Abitur-Wissen
Englische Literaturgeschichte .... Best.-Nr. 94465
Klausuren Englisch Oberstufe .... Best.-Nr. 905113

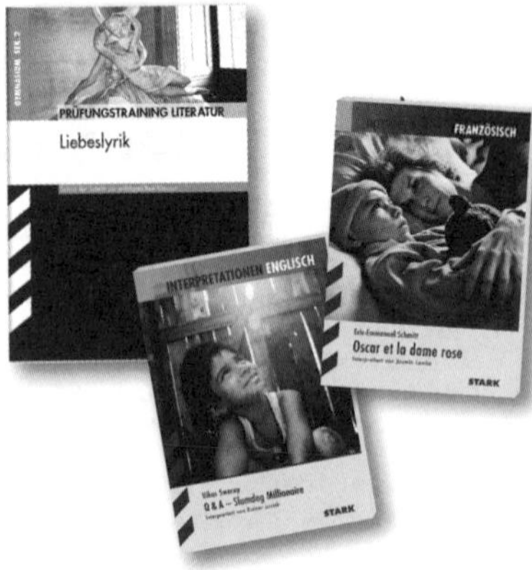

Kompakt-Wissen Abitur
Themenwortschatz .... Best.-Nr. 90462
Kompakt-Wissen Abitur
Landeskunde/Literatur .... Best.-Nr. 90463

Spanisch

Kompakt-Wissen Abitur
Wortschatz Oberstufe .... Best.-Nr. 945401

Französisch Interpretationen

Camus: *L'Etranger/Der Fremde* .... Best.-Nr. 2550041
Sartre: *Huis clos/*
Geschlossene Gesellschaft .... Best.-Nr. 2550051
Schmitt: *Oscar et la dame rose* .... Best.-Nr. 2550071

Französisch Training

Landeskunde Frankreich .... Best.-Nr. 94501
Themenwortschatz .... Best.-Nr. 94503
Textarbeit Oberstufe .... Best.-Nr. 94504
Sprachmittlung · Übersetzung .... Best.-Nr. 94512
Abitur-Wissen
Französische Literaturgeschichte .... Best.-Nr. 94506
Klausuren Französisch Oberstufe
mit MP3-CD .... Best.-Nr. 105011
Kompakt-Wissen Abitur
Themenwortschatz .... Best.-Nr. 945010
Kompakt-Wissen Abitur
Kurzgrammatik .... Best.-Nr. 945011

Latein Training

Abitur-Wissen
Lateinische Literaturgeschichte .... Best.-Nr. 94602
Abitur-Wissen Römische Philosophie .... Best.-Nr. 94604
Abitur-Wissen Prüfungswissen Latinum Best.-Nr. 94608
Klausuren Latein Oberstufe .... Best.-Nr. 106011
Kompakt-Wissen Kurzgrammatik .... Best.-Nr. 906011

Bestellungen bitte direkt an:

STARK Verlagsgesellschaft mbH & Co. KG · Postfach 1852 · 85318 Freising
Tel. 0180 3 179000* · Fax 0180 3 179001* · www.stark-verlag.de · info@stark-verlag.de
*9 Cent pro Min. aus dem deutschen Festnetz, Mobilfunk bis 42 Cent pro Min.
Aus dem Mobilfunknetz wählen Sie die Festnetznummer: 08167 9573-0

21-V1P